ARTHROSE

Der Weg zur Selbstheilung

Eckhard K. Fisseler

Arthrose

Der Weg zur Selbstheilung

Erweiterte und überarbeitete Neuauflage von Ingrid Fisseler

Eigene Erfahrungen mit Selbstheilung von
Eckhard K. Fisseler

Mit Beiträgen von Norbert Messing
und Günter A. Ulmer

HANS-NIETSCH-VERLAG

18., erweiterte und überarbeitete Neuauflage November 2018

Textbearbeitung und Redaktion: Jutta Oppermann
Lektorat: Gerrit Burghardt, Ing. Peter H. Krüger, Martina Klose
Korrektorat: Martina Klose, Hans Jürgen Kugler
Umschlaggestaltung: Peter Krafft
Innenlayout und Satz: Hans-Jürgen Maurer
Druck: CPI Germany, Leck

Hans-Nietsch-Verlag
Industriestraße 20
64380 Roßdorf

www.nietsch.de
info@nietsch.de

Hans-Nietsch-Verlag

1. Auflage Dezember 2005
im Felsburg Verlag

ISBN 978-3-86264-224-3

Wichtige Informationen für Leserinnen und Leser

Die in diesem Buch vorgestellten Informationen wurden sorgfältig recherchiert und werden nach bestem Wissen und Gewissen weitergegeben. Krankheiten und Krankheitssymptome sind hier genannt, um ein ganzheitliches Verständnis des Menschen zu ermöglichen. Keinesfalls soll dadurch der Besuch bei einem Arzt oder Heilpraktiker ersetzt werden. Daher übernehmen Verlag und Autor keine Haftung für Schäden, die im Zusammenhang mit der Anwendung oder Verwertung der Angaben in diesem Buch entstehen.

Dank

Mein Dank gilt allen Autoren und Verlagen, die uns ihre Beiträge für dieses Buch zur Verfügung gestellt haben.

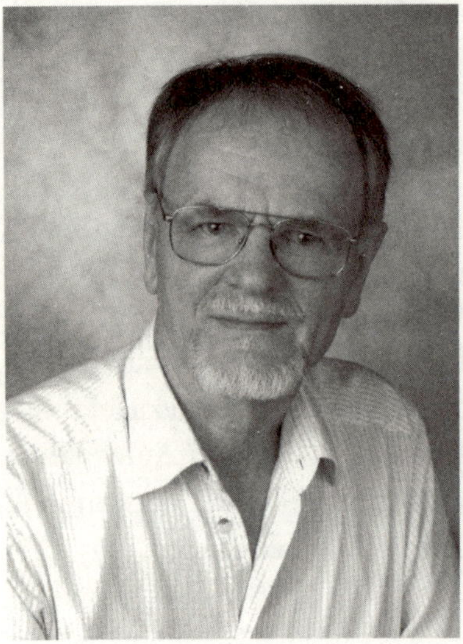

Der Autor
Eckhard K. Fisseler

Mein Lebensweg in Kurzform

Jahrgang 1936, mittlere Reife, kaufmännische Lehre, Handelsfachwirt, Geschäftsinhaber und Handelsrichter; verheiratet, zwei Kinder und drei Enkel.

Meine Berufung

Erst als Rentner wurde mir klar, was meine Aufgabe im Leben ist. Heute bin ich dankbar in dem Bewusstsein, dass ich geleitet, geführt werde. Das gibt mir Kraft und Freude zugleich und es befreit mich von der Last, verpflichtet zu sein, denn der Lauf der Dinge ergibt sich fast wie von selbst. Mein Lebenswunsch ist nicht mehr Wohlstand und mehr Geld, sondern Zufriedenheit und Harmonie. Außerdem sehe ich meine Bestimmung nun darin, zu dem dringend notwendigen Wandel in unserer Gesellschaft beizutragen. Vielleicht gelingt es mir, etwas davon auf Sie, liebe Leserinnen und Leser, zu übertragen.

Über dieses Buch

Dieses Buch, das in der 1. Auflage 2005 noch den Titel „Arthrose – Der Weg zur Selbstheilung mit der Ganzheitlichen Arthrose-Therapie (GAT)“ trug, schrieb ich aufgrund des großen Interesses, das der im Jahr 2000 von mir und anderen Arthrose-Kranken ins Leben gerufenen Arthrose-Selbsthilfe zuteilwurde. Das Anliegen der Selbsthilfegruppe ist es, möglichst vielen Menschen die Erfahrung nahezubringen, dass Arthrose-Kranke entgegen der Aussagen von Schulmedizinern allein durch eine Ernährungsumstellung schmerzfrei, ja sogar geheilt werden können – und das ohne Operationen und Medikamente! Die Arthrose-Selbsthilfe arbeitet unabhängig von der Pharma-Industrie und allen sonstigen Interessengruppen.

Mit der von mir im Jahr 2000 verfassten Broschüre „Arthrose – Der Weg zur Selbstheilung“ hat die Selbsthilfegruppe in den ersten sieben Jahren nach ihrer Gründung mehr als 15.000 Menschen erreicht. Die Resonanz übertraf alle Erwartungen. Oft wurde ich gefragt, ob meine Schriften auch im Buchhandel erhältlich sind. Das soll mit diesem Buch, dessen Inhalt weit über die Informationen der Broschüre hinausgeht, erreicht werden.

Professor Dr. med. Lothar Wendt ist der geistige Vater des vorliegenden Werkes. Wären seine wichtigen Erkenntnisse schon 1948 anerkannt worden, hätte die unselige Fehlentwicklung in unserem Gesundheitssystem vermieden werden können. Die Erkenntnisunterdrückung führte indes zu ständig steigenden Kosten und Erhöhungen der Krankenkassenbeiträge. Die Zahl der Kranken ist gestiegen, wie die Zahl der Ärzte – und eine Besserung ist nicht in Sicht. Immer mehr Patienten verlassen sich deswegen nicht mehr auf das Gesundheitssystem. Sie informieren sich selbst und gehen den Weg der Selbstheilung. Für solche Menschen habe ich dieses Buch geschrieben.

Eckhard K. Fisseler

Inhalt

Vorwort

von Dr. med. Andreas Thum ... 12

Vorwort

von Sebastian Stranz ... 15

Einleitung ... 18

Mein Weg zur Selbstheilung ... *21*

Das A und O: Die Ursache der Krankheit erkennen ... 27

Die herkömmliche Denkweise ... 29

Die ganzheitliche Sicht ... 30

Der Ursache auf der Spur: Wir essen uns sauer und krank! ... 31

Warum wir sauer sind ... *33*

Ohne Wandel im Denken gibt es keinen Fortschritt ... 34

Die Ganzheitliche Arthrose-Therapie ... 41

Der Tagesplan ... 42

Ernährung ... *42*

Bewegung ... *55*

Legen Sie noch heute los! ... 56

Nahrungsmittel: Was macht uns gesund, was macht uns krank? ... 59

Grüner Tee – eine Wohltat für den Körper ... 59

Obst spendet Energie ... 61

Warum Obst nur auf leeren Magen gegessen wird ... *63*

Und was ist mit Spritzmitteln? ... *63*

Gibt uns Obst genügend Kraft? ... *64*

Täglich Salat und Gemüse frisch auf den Tisch 65
Jeden Tag Pellkartoffeln? 66
Die Kraft der Hirse 67
Hirse, ein Heilgeschenk der Natur 67
Fibromyalgie 75
Trinken, aber was? 79
Bereiten Sie Ihr Wasser auf! 82
Frucht- und Gemüsesäfte nur für Gesunde 83
Vorurteile und Ängste – Aufklärung tut not 83
Leide ich Mangel, weil ich kein Fleisch esse? 83
Hilfe, ich werde zu dünn! 85
Milch ist doch gesund oder etwa nicht? 86
Cholesterin ist besser als sein Ruf 92
Nahrung für die Seele 93

Hintergründe: Eiweiß – die Ursache des Übels 96
Der Eiweiß-Mythos – Zivilisationskrankheiten
vom Speisezettel 96
Wie alles begann 97
Denkfehler der Experten: Eiweiß ist nicht gleich Eiweiß 99
Professor Wendts umwälzende neue Sichtweise 100
Die Eiweißspeicherkrankheiten im Überblick 105
Die eigentlichen Ursachen vieler chronischer Leiden 108
Auf und ab bei den Eiweißempfehlungen –
Wie viel soll es denn nun sein? 109
Die Therapie der Eiweißspeicherkrankheiten 110
Ernährungsfahrplan zum Abbau von Eiweißspeichern
(nach Wendt) 112
Was ein Zuviel an Eiweiß sonst noch anrichtet 113
Ein revolutionärer Denkansatz – heute erst recht! 115

Erfahrungsberichte 117

Die Ganzheitliche Arthrose-Therapie hilft bei vielen Krankheiten **152**
Rheuma *153*
Diabetes Typ 2 . . . . *153*
Osteoporose *154*
Cholesterin und Übergewicht *154*
Allergien *154*
Arteriosklerose, Herzinfarkt und Schlaganfall *155*
Bluthochdruck *155*

Unser Gesundheitssystem ist krank **158**
Verfehlte Gesundheitspolitik 158
Die Lösung: Kommunikation statt Konfrontation 161
Wunsch versus Wirklichkeit *162*
Ein Vorschlag zur Kostensenkung *163*
Ein Hoffnungsschimmer: Es tut sich etwas! 164
Ehrliche Worte eines Arztes über die klassische Arthrose-Therapie 165
Warum dieses Buch geschrieben wurde 170

Die Arthrose-Selbsthilfe **172**
Der Erfolg gibt uns recht 175
Verschleiß gibt es nicht! 177
Arthrose-Information für Ärzte *177*
Auf gute Zusammenarbeit: Ein Arzt denkt um 179
Kurz und knapp: Argumente für die Ganzheitliche Arthrose-Therapie (GAT) 182
Wissen aus Erfahrung *182*
Alles Neue muss Widerstände überwinden *183*
Eine Bitte an die Ärzte *183*
Gute Genesungschancen *184*
Informieren Sie sich, denn: Wissen ist Macht! *184*

Eine bewegende Botschaft **186**
Am Anfang war das Wort 186
Gesund durch Überzeugung *186*
Zur Gesundheit verpflichtet *187*
Das Richtige essen *187*
Kritik am Gesundheitssystem *188*
Säuren und Basen *188*
Ursache: Ernährung *191*
Seelische Ursachen *193*
Warnung vor Machtmissbrauch *194*
Gemeinnutz vor Eigennutz *195*

Schlussbetrachtungen **196**
Ein klares Wort 198
Müssen wir kämpfen? *200*
Fasten beeinflusst Arthroseschmerzen
und entlastet die Gelenke 200

Anhang **203**
Beratungsstellen zur Ganzheitlichen Arthrose-Therapie . . . *203*
Weitere Adressen *206*
Adressen für Haaranalysen *207*
Liste empfehlenswerter Bücher und Quellennachweise *208*
Zum guten Schluss eine große Bitte *213*
... und noch eine allerletzte Bitte *214*
Reisen mit der GAT *216*
Liste basen- und säurebildender Lebensmittel *216*

Vorwort

von Dr. med. Andreas Thum

Während der **Gesundheitsetat** in Deutschland von 1950 bis heute von 5 Milliarden Euro auf 250 Milliarden Euro, also **um das 50-Fache gestiegen ist, haben sich die chronischen Krankheiten** (Diabetes, Bluthochdruck, Arthrosen, Bandscheibenleiden, Allergien, psychische Leiden) in diesem Zeitraum **verachtfacht**. Insbesondere unsere Jugend wird immer häufiger krank: Allein unter den etwa 350.000 Menschen, die jährlich neu an Diabetes Typ 2 erkranken – früher auch „Altersdiabetes" genannt –, befindet sich ein Drittel Jugendliche unter achtzehn Jahren!

Noch vor dem Zweiten Weltkrieg waren Patienten mit Herzinfarkt für Medizinstudenten eine Rarität, heute gehören sie zum Alltag. Vor hundert Jahren nahmen Achtzigjährige noch alle Zähne mit ins Grab, heutzutage haben 98 Prozent der Zehnjährigen bereits Karies. Hirnschlag und Halbseitenlähmung waren früher ein „Kolibri", heute treten sie nicht selten schon bei Vierzigjährigen auf.

Sind diese Entwicklungen tatsächlich nur durch die kontinuierlich gestiegene Lebenserwartung oder die besseren Diagnosemöglichkeiten zu erklären? Sollten wir nicht endlich nach den tatsächlichen Ursachen forschen und den längst fälligen Paradigmenwechsel im Gesundheitssystem schleunigst angehen? Meiner Ansicht nach müssen wir so schnell wie möglich weg von „nur" kostspieliger Diagnostik und Therapie von Erkrankungen. Wir müssen unseren Schwerpunkt auf die Prävention lenken. Die Gleichung dafür lautet: **Krankheitsverhütung + Gesunderhaltung = Vorbeugungsmedizin.**

Dieses Ziel lässt sich leichter erreichen als vielfach angenommen, und zwar über die **Gesundheitsberatung** von breiten Bevölkerungsschichten **durch kompetente Fachleute** verschiedenster Disziplinen mit langjähriger Berufserfahrung. Setzen die Menschen die theoretischen Erkenntnisse in ihrem Leben konsequent praktisch um, können sie Krankheiten effektiv vorbeugen. Gesundheit basiert nämlich im Wesentlichen auf drei Säulen:

1. *Regelmäßige, ausdauernde Bewegung an der frischen Luft und pro Tag etwa 2 bis 3 Stunden Tageslicht*
   Innerhalb von 4 Wochen können sich Menschen die theoretischen Grundlagen für ein Bewegungsprogramm erarbeiten, das sie danach ein Leben lang anwenden. Da Menschen erfahrungsgemäß viel zu ehrgeizig trainieren beziehungsweise sich falsch bewegen, ist es sinnvoll und unbedingt empfehlenswert, sich vor allem am Anfang von einem Arzt fachkundig anleiten zu lassen. Dazu gehören auch Puls- und Laktat-Kontrollen.

2. *Ernährung mit lebendigen Lebensmitteln, die nicht durch Kochen oder industrielle Verarbeitung zerstört wurden*
   Umfassendes Wissen über besonders heilsame Nahrung können sich Menschen innerhalb eines halben Jahres aneignen. Erfahrungsgemäß bessern sich die Symptome von chronisch Kranken bereits 2 bis 4 Wochen, nachdem sie ihre Ernährung hin zu gesunden, lebendigen Nahrungsmitteln umgestellt haben. Je dramatischer die Krankheitserscheinungen sind, umso konsequenter sollten die Ernährungsregeln beherzigt werden.

3. *Eine positive Lebenseinstellung, die von Zuversicht, Selbstvertrauen und sinngebender, liebevoller Lebensgestaltung geprägt ist*
   Dies ist das schwierigste und zugleich wichtigste Element einer erfolgreichen Prävention von Krankheiten. Denn negative Emotionen wie Hass, Wut, Ärger, Neid und Angst sind die Hauptsäurebildner in unserem Leben und damit auch die Krankmacher Nummer eins des Zivilisationsmenschen!

Dass die immense Bedeutung dieser drei Säulen für die Gesundheit der Menschen heute noch nicht ins Bewusstsein vieler Ärzte gelangt ist, liegt an der Universitäts- und Klinikausbildung. In ihr wurden meine Kollegen und ich gezielt an den ganzheitlich und präventiv denkenden, umfassend menschlich und ärztlich gebildeten Vordenkern wie Professor Billroth, Professor Sauerbruch, Professor Nissen, Professor Büchner, Professor Heilmeyer, Dr. Bates, Dr. Bircher-Benner, Dr. Bruker, Professor Kollath, Dr. van Aaken, Professor Alexandrovicz, Professor Wendt, Dr. Campbell, den Doktoren Krebs und Krebs, Dr. Buchwald und Professor Hartenbach vorbeigeführt.

Durch unvoreingenommenes Streben nach Wahrheit werden wir Ärzte jedoch früher oder später mit Sicherheit den richtigen Weg beschreiten – ebenso wie der hilfesuchende, gut informierte und mündige Patient unter den vielen hervorragend ausgebildeten und fleißigen Ärzten denjenigen finden wird, der auf humane und fachkundige Art praktiziert und der in der Lage ist, die Selbstheilungskräfte des Einzelnen positiv zu beeinflussen.

Wangen im Allgäu, 20. Oktober 2005
Dr. med. Andreas Thum
Facharzt für Orthopädie

Vorwort

von Sebastian Stranz

Dieses Buch über Arthrose sollte genauso zur Standardliteratur im Medizinstudium zählen wie „Bluthochdruck heilen“ von Dr. Johann Georg Schnitzer. Es erklärt die wahren Ursachen und Hintergründe der Arthrose und kann so auch den Weg zur Heilung aufzeigen. Vor allem ist das Buch jedoch ein Ratgeber für Betroffene. Mit einem konkreten Ernährungsplan lädt es ohne Umschweife zur Ernährungsumstellung ein. Darüber hinaus wird genau begründet, weshalb sich der hier vorgestellte Kostplan so und nicht anders zusammensetzt.

Alles ist einfach und allgemein verständlich beschrieben. Viele Literaturhinweise regen zum Weiterlesen an. In „Arthrose – Der Weg zur Selbstheilung“ hat Eckhard K. Fisseler seine eigenen Lebens- und Lese-Erfahrungen in komprimierter Weise so gekonnt zusammengefasst, dass jedem Menschen auch ohne einen großen theoretischen Hintergrund die Zusammenhänge sofort klar werden.

Ich empfehle dieses Buch Kranken, aber auch Gesunden, da die Menschen mit der in ihm dargelegten Ernährungsform die beste Gesundheitsvorsorge leisten, die es geben kann. Sie wirkt nicht nur vorbeugend gegen Arthrose, sondern gegen praktisch alle Zivilisationskrankheiten – von Allergien über Diabetes Typ 2 bis zu Schlaganfall und Herzinfarkt. Die Ernährungsrichtlinien sind nach allem, was ich bisher über Ernährung gelesen und erfahren habe, sehr ausgereift. Sie sind praktisch erprobt und sofort umsetzbar. Es wird zwar ein Weg beschrieben, der eine gewisse Rigorosität erfordert, der aber längst nicht so dogmatisch und fanatisch ist wie derjenige von Vertretern einer hundertprozentigen Rohkosternährung. Eckhard K. Fisseler zeigt, worauf es wirklich ankommt!

Die Grundsätze, die hinter der Heilung mit Nahrung stecken, sind einfach und von jedem nachzuvollziehen! Wir müssen uns dabei nicht in alle Feinheiten der Stoffwechselabläufe und der Nährstoffkreisläufe einarbeiten. Wir müssen nur die großen Prinzipien verstehen, den Rest erledigt die Natur für uns.

Es ist meines Erachtens ein Irrweg, den viele Ernährungslehrer beschreiten, wenn sie den Körper als einen großen Chemiebaukasten betrachten. Es wird schwadroniert über Enzyme und Flavonoide, über gutes und schlechtes Cholesterin, über die Rolle der Arachidonsäure und der Eikosanoide – meist ohne genau zu wissen, was diese Stoffe sind und was sie im Körper bewirken. In vielen Fällen ist die Wahrheit von gestern bereits der Irrtum von heute.

Ein Beispiel: Ständig wird behauptet, dass Menschen Antioxidantien brauchen, um gesundheitsschädigende freie Radikale einzufangen. Diese Theorie taucht immer wieder bei den Verfechtern einer gesunden Ernährung auf, ohne dass sie genau sagen können, worum es dabei geht und was dabei eigentlich abläuft. Aber die Erklärung hört sich gut an, denn sie befriedigt das Bedürfnis, einen Bösewicht auszumachen – die freien Radikale – und einen Retter zu ernennen – die Antioxidantien. Die freien Radikale sind also das Böse und die Antioxidantien das Gute. Die Denkstruktur hinter solchen Aussagen mutet nur zum Schein wissenschaftlich-chemisch an, in Wahrheit ist sie moralisch-mythologisch begründet.

Es zeigt sich, dass die Ernährungslehrer sich oft viel zu weit auf „fremdes Terrain“ begeben, wenn sie sich auf die komplizierten Feinheiten der chemischen Abläufe einlassen. Ein gutes Beispiel dafür ist das Cholesterin, über das heute ganz andere Aussagen gemacht werden als noch vor wenigen Jahren.

Überlassen wir doch die Chemie den Chemikern. Der Mensch ist sehr viel mehr als ein Chemiebaukasten und die Auseinandersetzung mit den chemischen Details kann die ganzheitliche Sicht auf den Menschen sogar versperren. Deshalb sind es in den wenigsten Fällen studierte Chemiker, die unser Leben reformieren, sondern meistens chemische Laien. Das bedeutet nicht, wissenschaftsfeindlich zu sein, oder gar, dass die gesunde Ernährung einer gründlichen wissenschaftlichen Überprüfung nicht standhalten würde. Es bedeutet nur, dass die Mode, halbwissenschaftliche Aussagen zu treffen und dabei möglichst viele beeindruckende Fremdwörter zu benutzen, nur zum undurchdringlichen Dickicht im „Dschungel der Ernährungslehren" beiträgt. Von den einfachen Prinzipien einer gesunden Ernährung, wie sie in diesem Buch vorgestellt werden, lenkt das eher ab.

Frankfurt am Main, November 2005
Sebastian Stranz
Gesundheitsautor und Herausgeber der Zeitschrift
„Lebensreform heute"

Einleitung

Es gibt schon so viele Bücher über Arthrose, warum jetzt dieses noch? Vielleicht werden Sie sich jetzt genau das fragen. Ganz sicher habe ich nicht alle gelesen, aber sehr viele – und ich habe erfahren, dass nicht eines Arthrose-Kranken eine vollständige und leicht verständliche Anleitung anbietet, nach der sie Schritt für Schritt vorgehen können, um die Heilung ihrer Krankheit gezielt voranzutreiben.

Darum habe ich diesen Ratgeber geschrieben. Er ist so aufgebaut, dass Sie, liebe Leserinnen und Leser, sehr schnell wissen, was zu tun ist. Lesen Sie dafür im Kapitel „Die Ganzheitliche Arthrose-Therapie", dort unter „Der Tagesplan" (Seite 42 ff.) nach, setzen Sie die Ratschläge für eine gelenkfreundliche Ernährung und Bewegung um und werden Sie einfach gesund. Detailliertere Fragen, in denen es um das Warum und Wieso des Tagesplans geht, werden in den nachfolgenden Kapiteln beantwortet.

Zum Gesundwerden gehört neben der praktischen Therapie, die Ursache der Erkrankung zu erkennen. Dazu finden Sie in diesem Buch an vielen Stellen wertvolle Aussagen (Seite 56 ff.). Darüber hinaus brauchen Sie auch die innere Bereitschaft, also den Wunsch, wirklich gesund zu werden. Das ist doch selbstverständlich, werden Sie nun denken. Aber bei manchen Menschen ist es das eben nicht. Bei ihnen wird gerade der Wille, gesund zu werden, immer schwächer, je mehr sie erkennen, was sie in ihrem Leben alles ändern müssen, um die Krankheit zu besiegen. Viele stört es bereits, dass sie überhaupt etwas ändern sollen.

Um gesund zu werden, müssen Sie aber unbedingt bereit sein, ihre bisherige Lebensweise auf den Prüfstand zu stellen, selbst einiges zu tun und vor allen Dingen Ihr Wissen zu erweitern. Das bedeutet: Sie müssen lesen und nochmals lesen, lernen und lernen wollen, regelrecht büffeln und pauken. Ohne den eigenen Horizont zu erweitern, geht es einfach nicht.

In diesem Buch werden Sie viele Anregungen und Informationen über Arthrose und andere Krankheiten erhalten. Zahlreiche Fachleute, die mich inspiriert und mich auf meinem Weg hin zur Heilung begleitet haben, stelle ich Ihnen vor. Ich nehme Sie dabei mit auf meine Reise durch den Wissensdschungel. Dieses Buch ist deswegen ganz bewusst kein Ratgeber aus einem Guss: Es lässt viele Menschen zu Wort kommen – Menschen, deren Denken und Texte mich fasziniert und weitergebracht haben. Dieser Ratgeber lädt Sie ein, Ihren Wissensdurst zu stillen und Ihre ganz persönliche Reise zur Gesundung anzutreten. Ihre Aufgabe ist es, aus meinen Anregungen und aus meinem Weg Ihre Schlüsse zu ziehen.

Den letzten, aber wesentlichen Schritt zur Gesundung müssen Sie dann letztlich selbst gehen: Handeln Sie! Fangen Sie an, das Gelernte umzusetzen, und probieren Sie aus, was Ihnen hilft.

Es gibt noch einen wichtigen Aspekt, den ich in diesem Zusammenhang anführen möchte. Dieses Buch basiert auf meiner eigenen, ganz persönlichen Erfahrung mit der Arthrose. Mir ist es dank der Ganzheitlichen Arthrose-Therapie (GAT) gelungen, den Einbau künstlicher Gelenke zu vermeiden. Mein Anliegen ist es, dieses Wissen weiterzugeben, und ich gehe davon aus, dass die meisten Leserinnen und Leser ebenfalls positive Erfahrungen machen werden, wenn sie die Regeln der GAT konsequent einhalten. Diese Konsequenz ist Voraussetzung für den Erfolg.

Weil aber nicht alle Menschen gleich sind, nicht jeder Körper genauso reagiert, wie das bei mir der Fall war, kann ich nicht davon ausgehen, dass die Arthrose-Therapie immer und bei jedem so abläuft, wie es gewünscht und erwartet wird. Der Behandlungserfolg hängt zum Beispiel davon ab, wie weit der Gelenkschaden fortgeschritten ist. Bei mir hatte sich noch keine Nekrose gebildet. Das geschieht dann, wenn nicht nur der Gelenkknorpel, sondern auch der angrenzende Knochen durch Säure „angefressen“ ist. Ob in einem solchen Fall noch Heilung möglich ist, vermag ich nicht mit Sicherheit zu sagen.

Die GAT ist aber deswegen nicht weniger sinnvoll, denn die Arthrose kann auch andere Gelenke befallen. Wenn also trotz aller Bemühungen ein zu stark geschädigtes Gelenk schließlich durch eine Endoprothese, ein künstliches Gelenk, ersetzt werden muss, hilft die Arthrose-Therapie, die übrigen Gelenke vor Schäden zu bewahren. Darüber hinaus lassen sich auch andere Zivilisationskrankheiten, die als Folge zu eiweißreicher Ernährung heutzutage häufig auftreten, verhindern oder sogar heilen.

Mir wurde häufig vorgeworfen, dass ich gegen Ärzte eingestellt sei. Das stimmt nicht, denn unsere Ärzte sind sehr tüchtig und bemühen sich immer, uns bei Krankheiten Linderung zu verschaffen. Leider erfahren sie während ihrer Ausbildung jedoch fast nichts über so wichtige Dinge wie die Ernährung. Das ist ein Fehler im Gesundheitssystem. Dass ich in diesem Fall gegen das System eingestellt bin, dürfen Sie mir gern vorwerfen. Denn in der Tat vertrete ich die Meinung, dass hier Handlungsbedarf besteht, und ich trete mit all der Energie meiner späten Jahre dafür ein, dass meine Kinder und Enkel nicht mehr unter diesen Fehlern leiden müssen.

Meine Leserinnen und Leser rufe ich auf, ihren Beitrag dazu zu leisten, indem sie den Erfolg, den sie mithilfe der Ganzheitlichen Arthrose-Therapie erzielen, nicht für sich behalten. Bei den Verantwortlichen „ganz oben“ finden wir noch kein Gehör. Aber das wird sich ändern, wenn der notwendige Wandel von immer mehr Menschen gefordert wird.

Mein Weg zur Selbstheilung

„Sie haben Arthrose, da kann man nichts machen, damit müssen Sie leben" – so lautete die „beglückende" Diagnose meines Arztes. „Warten Sie einmal zehn Jahre, dann bekommen Sie künstliche Gelenke, aber dafür sind Sie jetzt noch zu jung." Damals war ich neunundvierzig Jahre alt – mit diesen Schmerzen sollte ich mich also vorläufig anfreunden. Der Arzt wollte mir Schmerztabletten verschreiben, aber er tat es nicht, weil er sich daran erinnerte, dass ich so etwas nicht einnehme.

Ich stellte Fragen:

„Warum erst in zehn Jahren, geht das nicht früher?"

„Diese Prothesen halten im Schnitt nur fünfzehn Jahre. Stimmt es, dass man sie nicht beliebig oft erneuern kann?"

„Bin ich nach dieser Operation geheilt?"

„Nein", sagte mein Arzt, „Arthrose ist nicht heilbar. Sie kann auch noch in anderen Gelenken auftreten. Bis auf die Wirbelsäule lassen sich alle Gelenke ersetzen. Wenn es Sie im Rücken erwischt, dann haben Sie ein echtes Problem."

Das waren „rosige" Aussichten. Ich überlegte mir kurz, ob ich mich nicht sofort nach einem passenden Strick oder einer hohen Brücke umsehen sollte. Nein, aufzugeben ist nicht meine Art, dachte ich. Also auf zu anderen Ärzten. Seltsam nur, wie sehr sich deren Aussagen glichen. Sie müssen das wohl auf der Universität auswendig gelernt haben. Langsam stiegen Zweifel in mir hoch. Nicht heilbar soll das sein? Ich sprach mit Freunden darüber und wir waren einhellig der Meinung: Wenn man die Ursache einer Krankheit kennt, muss sie auch heilbar sein. Aber was ist die Ursache von Arthrose?

Sehr frustrierend klangen die Antworten der Ärzte auf diese Frage: „Das ist Verschleiß, altersbedingt, Knorpelabrieb." Und immer wieder folgten die Hinweise auf eine unvermeidbare Operation und künstliche Gelenke.

Etwas stimmt hier nicht, sagte mir meine innere Stimme und ich beschloss, mich selbst auf die Suche nach der Ursache zu machen. Mir war schnell klar: Diese findet man nicht im Fernsehen, aber vielleicht in geeigneten Büchern. Intensive Informationssuche war also angesagt.

Im Buchladen fand ich viele Titel, die sich mit Arthrose befassten. Jede freie Minute und manche nächtliche Stunde verbrachte ich damit, alles zu lesen, was mir lesenswert erschien. Dass nicht jeder Buchschreiber etwas von der Materie verstand, bemerkte ich erst später. Besonders vielversprechende Titel wie: „Arthrose – heilbar", „Die Arthrose Kur", „Genussvoll essen bei Arthritis und Arthrose", „So lindern Sie wirksam Arthrose" und einige mehr erwiesen sich später als völlig unbrauchbar.

Freundliche Mitmenschen gaben mir die wertvollsten Hinweise: „Fit fürs Leben" von Harvey und Marilyn Diamond war das erste wirklich brauchbare Buch, das ich in Händen hielt. Noch spannender und richtig aufregend war „Fit fürs Leben 2". „Willst du gesund sein? Vergiss den Kochtopf!" von Helmut Wandmaker gab mir schließlich ebenfalls entscheidende Impulse.

Als ich dann zu Weihnachten 1993 „Die Eiweißspeicherkrankheiten" von Professor Dr. Lothar Wendt geschenkt bekam, ging mir endgültig ein Licht auf. Plötzlich kannte ich die Ursache für meine Erkrankung – und nicht nur die von Arthrose, sondern auch die von weiteren Krankheiten, die alle mit unserer ach so hoch entwickelten Zivilisation zusammenhängen. Der Hintergrund: Professor Dr. Lothar Wendt hat die Eiweißspeicher im Körper entdeckt und die aus dem im Übermaß verzehrten tierischen Eiweiß resultierende Übersäuerung, die unserem Organismus massiv Schaden zufügt. Säuren werden auch durch Genussmittel gebildet wie Bohnenkaffee, schwarzen Tee, Süßes, Alkohol und Zigaretten.

Nachdem ich das Buch von Professor Wendt gelesen hatte, lag die Lösung plötzlich vor mir auf dem Tisch: Tabletten schlucken und am Gelenk herumdoktern – darin lag nicht der Schlüssel für mein

Problem. Vielmehr musste ich anders essen, und zwar nach einem ganz bestimmten Plan. Alles, was vom Tier stammte, und alles andere, was Säuren produzierte, galt es in Zukunft zu meiden. Auch auf das kleine Gläschen Rotwein oder Bier, das ich heute gelegentlich wieder genieße, habe ich in den ersten zwei Jahren ganz verzichtet.

„Wovon soll ich denn dann noch leben?", diese bange Frage war zum Glück bereits beantwortet, weil weder Herr Wandmaker noch die Diamonds jemals Hunger gelitten haben. Und auch Sie, liebe Leserinnen und Leser, müssen es nicht, denn Obst und Salat, rohes und gedünstetes Gemüse, Kartoffeln, abends eingeweichtes Getreide und Vollkornbrot können sehr schmackhaft sein. (Siehe dazu „Der Tagesplan", dort unter „Ernährung", Seite 42 ff.)

Fangen Sie mit der Eiweiß- und säurefreien Diät einfach an, denn Ihre Schmerzen haben eine ganz eindeutige Ursache. Jedes Stück Fleisch tut weh – ebenso Käse, Fisch, jede Tasse Kaffee, schwarzer Tee, aber auch Zigaretten bewirken Schmerzen im Gelenk. Diese können nach wenigen Wochen nachlassen, wenn Sie nicht mehr rauchen, sollten Sie das bislang getan haben, und einfach nur anders essen.

Ich weiß, wovon ich spreche: Nachdem ich selbst den Wechsel zur gesünderen Ernährung geschafft hatte, besserte sich meine Arthrose, und mehr noch: Auch die mich seit Jahren plagenden Allergien sind inzwischen verschwunden. Selbst über die angeblich chronische Gastritis (Magenschleimhautentzündung) muss ich heute nicht mehr klagen.

„Die Eiweissspeicherkrankheiten" – das Buch von Professor Dr. Lothar Wendt

Was hat es mit dem Eiweißspeicher im Körper des Menschen auf sich? Wo befindet der sich? Wie füllt er sich? Welchen Schaden richtet er an? Professor Dr. Lothar Wendt hat diese Fragen in seinem Buch „Die Eiweißspeicherkrankheiten" ausführlich beantwortet. In diesem Ratgeber erfahren Sie Genaueres über die Eiweißspeicher im Kapitel „Hintergründe: Eiweiß – die Ursache des Übels“. An dieser Stelle fasse ich das Thema lediglich kurz zusammen:

Der Eiweißspeicher ist eine von der Natur gewollte Einrichtung in unserem Körper. Er bewahrte die frühen Menschen in manchen Jahren vor dem Hungertod. In der Eiszeit zum Beispiel gab es nicht immer genug eiweißhaltige Nahrung oder Pflanzenkost, aus deren Aminosäuren der Mensch sein körpereigenes Eiweiß herstellen konnte. Der lebensnotwendige Nährstoff musste also für Notzeiten gespeichert werden und aus diesem Depot konnte der Mensch sich während länger andauernder Hungerperioden dann bedienen.

Der Eiweißspeicher befindet sich in den Kapillaren, den allerfeinsten Blutgefäßen, auch „Haargefäße“ genannt. Sie sind im ganzen Körper verteilt. An den Innenwänden dieser kleinen Äderchen wird das Eiweiß in Form von mikrofeinsten Kristallfasern abgelagert, die sich von innen an die Basalmembran legen. Das ist jene halbdurchlässige Haut der Äderchen, die alle Nährstoffe vom Blut zu den Zellen und auch die Schlacken und Abfallprodukte der Zellen zurück in die Blutbahn passieren lässt. Auch das Bindegewebe, der nicht leere Raum zwischen Blut und Zelle, wird als Eiweißspeicher genutzt. Der Speicherort ist gut gewählt, denn so ist der Weg zu den Zellen, die nach Eiweiß rufen, besonders kurz. Bei Hunger kann er schnell geleert werden und er füllt sich sofort, wenn es wieder genügend Nahrung gibt.

Haben wir aber über längere Zeit keinen Hunger, dann lagert sich immer mehr Eiweiß ab, das keine Abnehmer findet. In diesem Moment wird die segensreiche Einrichtung zur Gefahr. Sie besteht zunächst darin, dass die Nährstoffe bei ihrer Wanderung vom Blut zu den Zellen stark behindert werden.

Professor Wendt konnte nachweisen, dass die Basalmembran allein durch abgelagertes Eiweiß um ein Vielfaches ihrer normalen Dicke anschwillt. Die Folge davon ist eine Unterversorgung der Zellen mit allen anderen Nährstoffen und eine Anhäufung von Abfallstoffen. Diese Abfälle können nicht abtransportiert werden, weil ihnen der Weg zurück zur Blutbahn versperrt ist, was zu Vergiftung und Übersäuerung führt. Die Liste der durch diese Eiweißmast hervorgerufenen Krankheiten ist lang. Schlaganfall und Herzinfarkt sind nur die Spitze des Eisbergs.

Ich war von den positiven Auswirkungen der Ernährungsumstellung auf meine Gesundheit sehr beeindruckt und kannte aufgrund der akribischen Recherche in der Fachliteratur mittlerweile auch die Ursache dafür. Zeitungsberichte über Allergien ausgelöst durch Pollenflug oder über Gelenkersatz als einzige Möglichkeit, Arthrose zu behandeln, konnte ich damals deswegen nicht unwidersprochen lassen. In Leserbriefen schrieb ich mir meinen Unmut von der Seele und berichtete über eigene positive Erfahrungen mit meiner neuen Ernährungsweise. Den Briefen folgte jedes Mal eine Flut von Leserzuschriften, in denen die Menschen mich baten, ihnen Genaueres über meine Methode zu berichten. Das brachte mich schließlich auf die Idee, eine Selbsthilfegruppe ins Leben zu rufen.

Daraufhin gründete ich im Jahr 2000 die Arthrose-Selbsthilfe. Mit ihr habe ich jetzt eine Plattform, die mir den Kontakt zu noch mehr Betroffenen ermöglicht. Dadurch können wir in größerem Kreis interessante Themen diskutieren, unser Wissen ständig ausweiten und uns über die erzielten Erfolge freuen. Ja, auch ich muss mein Wissen ständig erweitern, und so bleibt es nicht aus, dass ich einige meiner früheren Aussagen heute korrigiere. Mein aktueller Kenntnisstand findet sich in diesem Buch wieder.

Inzwischen weiß ich zum Beispiel, dass nicht immer die falsche Ernährung alleiniger Verursacher von Krankheiten ist, sondern die Seele ebenfalls einen entscheidenden Einfluss auf unsere körperliche Gesundheit hat. So sind Schmerzen in den Hüften und im

Rücken häufig auf Belastungen im seelischen Bereich zurückzuführen.

„Jetzt bin ich aber sauer", sagen wir scheinbar gedankenlos, nachdem wir uns geärgert haben. Dabei bildet sich tatsächlich schädliche Säure, wenn wir wütend oder gestresst sind. Wir sind eben eine Einheit aus Körper, Seele und Geist. Die Ganzheitliche Arthrose-Therapie (GAT) wäre also unvollständig, würden wir nur den Körper mit guter Nahrung versorgen und die Seele nach Liebe, Verständnis, Zuneigung und weiterer Seelennahrung hungern lassen.

Dennoch gilt: Wenn wir unserem Körper nicht die richtige Nahrung zuführen, dann können wir auch die Seele nicht heilen. Richtig zu essen ist also immer die Voraussetzung für jede Art von Gesundheit. **Und die Statik Ihres Körpers muss stimmen!** (Siehe Seite 56 ff.) Schulter und Hüfte müssen gerade, die Beine gleich lang sein.

Das A und O: Die Ursache der Krankheit erkennen

Viele von uns besitzen ein Auto und wissen, dass es manchmal nicht so funktioniert, wie es soll. Dann muss der Mechaniker erst einmal nach der Ursache suchen. Solange er die Ursache nicht kennt, bringt es nichts, etwas zu reparieren und zum Beispiel die Radaufhängung auszutauschen. Das Problem könnte ja auch im Getriebe stecken.

Beim Menschen müssen wir im Krankheitsfall ebenfalls zunächst nach der Ursache forschen, weil es nichts nützt, wahllos den linken Lungenflügel zu entfernen, wenn eine Störung in der Leber oder anderswo vorliegen könnte. Die Vergleichbarkeit von Mensch und Automobil oder von Mensch und Maschine hört allerdings in dem Moment auf, in dem die Ursache erkannt worden ist. Denn der menschliche Organismus hat einen entscheidenden Vorteil: Er kann körperliche Schäden selbst reparieren, das kann eine Maschine nicht.

Als ich mit neunundvierzig Jahren wegen meiner Schmerzen in Knie und Hüfte zum Arzt ging, sagte er zu mir: „Das ist Verschleiß, da kann man nichts machen, damit müssen Sie leben. Gegen die Schmerzen kann ich Ihnen Tabletten geben. Und wenn Sie zehn Jahre älter sind, dann kann man die Gelenke austauschen, aber dafür sind Sie jetzt noch zu jung."

Nachdem ich mich von dem Schock dieser Diagnose erholt hatte, fing ich an nachzudenken. Dabei wurde mir klar: Das kann so nicht richtig sein. Mein Körper heilt sich doch selbst. Warum wächst mein Knorpel dann plötzlich nicht mehr nach? Freunde halfen mir, einen Weg zu finden, von dem ich zuvor noch nie etwas gehört hatte: den Weg der Erfahrungsheilkunde. Viele Bücher und Schriften habe ich gelesen, in Seminaren habe ich Erfahrungen ausgetauscht und ich bin Mitglied in einer Selbsthilfegruppe geworden. Dann erfuhr ich von einer Theorie, die zwar wissenschaftlich nicht bewiesen war, die jedoch – bei richtiger Anwendung – vielen Menschen schon geholfen hatte. Ist es nicht erstaunlich, dass etwas helfen kann, obwohl es wissenschaftlich nicht anerkannt ist?

Frau Professor Dr. med. Karin Kraft, damals noch Privatdozentin an der Medizinischen Poliklinik der Universität Bonn, schrieb mir im April 2001: „Sie wissen ja sicher, dass dieses Jahrzehnt zum Jahrzehnt der Arthrose-Forschung ausgerufen worden ist. Insofern wird deutlich, dass die Ursachen der Arthrose in der wissenschaftlichen Medizin nicht bekannt sind."

Wenn unsere Wissenschaftler bei der Suche nach einer Ursache erfolglos sind, dann könnte das an einer falschen Denkweise liegen. So schreibt Dr. med. Hans-Gottfried Schmidt in seinem Buch „So hilft die Natur bei Arthrosen": „Erfolglos sind unsere Wissenschaftler bei chronischen Krankheiten wie zum Beispiel Arthrose, Bluthochdruck, Diabetes und anderen, weil sie noch immer nur nach den Symptomen schauen, anstatt nach der Ursache zu suchen."

In der Tat: Unsere Mediziner konzentrieren sich bei der Behandlung von Arthrose auf den geschädigten Knorpel, spritzen Gleitmittel in den Gelenkspalt, transplantieren Knorpelteile, und wenn das alles nicht hilft, sägen sie das Gelenk heraus und setzen eine Prothese ein. All dies führt nicht zur Heilung, denn den Grund für die Krankheit kennen sie nicht. Er lässt sich nur finden, wenn sie den Menschen als Ganzes betrachten. Diese Sicht der Dinge ist in der Medizinwissenschaft aber eher unüblich.

Die herkömmliche Denkweise

Gesundheit fängt im Kopf an – das meine nicht nur ich. Wie aber denken Schulmediziner darüber? Natürlich beginnt auch ihr Blick auf die Gesundheit zunächst im Kopf. Allerdings denken sie anders als ich: Linear – kausal – analytisch gehen sie an die Problematik heran. Eine Denkweise, die der französische Philosoph Descartes mit seinen „Regeln der reinen Vernunft“ aufgestellt hat. Sie gelten auch heute noch, obwohl Descartes vor dreihundertfünfzig Jahren gestorben ist. Auf die Arthrose übertragen, sieht das Denkmuster der Schulmediziner so aus:

Schmerz → Gelenk → Knorpelschaden → Verschleiß

Von links nach rechts betrachtet, steckt Folgendes dahinter: Der Patient hat Schmerzen. Er zeigt auf sein Gelenk. Dort tut es weh! Der Arzt erkennt einen Knorpelschaden und sieht darin die Ursache für den Gelenkschmerz.

Also wird der Knorpel behandelt, wie oben beschrieben: mit Gleitmitteln, Transplantationen und Prothesen. Weil damit aber nicht die wirkliche Ursache des Knorpelschadens angegangen wird, kann es zu keiner dauerhaften Heilung kommen.

Die Diagnose des Arztes heißt „Verschleiß“ – mit der zusätzlichen Erklärung: „Das ist natürlicher Verschleiß, altersbedingt oder Abnutzung durch Fehl- und Überbelastungen. Da kann man nichts machen, damit müssen Sie leben!“ Die Schulmediziner können mit ihrer Denkweise zu keinem anderen Ergebnis kommen. Sie wollen aber trotz der niederschmetternden Diagnose helfen und raten zu einem Gelenkaustausch. Das hat zwar mit Heilung nichts zu tun, aber immerhin verschwinden die Schmerzen durch diesen operativen Eingriff für etwa fünfzehn Jahre. So lang hält ein Kunstgelenk im Durchschnitt.

Die ganzheitliche Sicht

In der Naturheilkunde ist man sich einig: Der menschliche Organismus ist zu komplex, als dass man den ursächlichen Zusammenhang einer Krankheit schon im erstbesten Symptom finden könnte. Das sagt auch Dr. Hans-Gottfried Schmidt in seinem Buch „So hilft die Natur bei Arthrosen“. Er hält die ganzheitlich-multikausal-vernetzte Denkweise für erforderlich, um der Ursache einer Erkrankung auf die Spur zu kommen. Grafisch lässt sich diese Denkweise so darstellen:

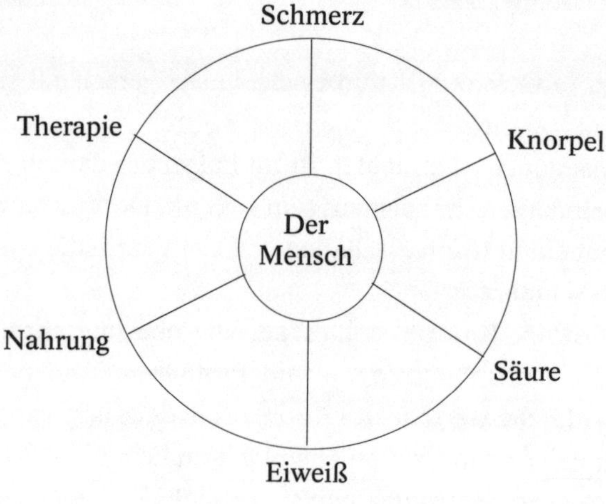

Bei diesem Denkmodell steht der Mensch im Mittelpunkt. Und sollte der Mensch als Ganzes nicht immer im Mittelpunkt stehen? Beginnen wir bei dieser ganzheitlichen Sichtweise mit der Betrachtung beim Schmerz und folgen dem großen Kreis im Uhrzeigersinn. Es wird deutlich, dass wir uns bei jedem Schnittpunkt immer wieder auf das Zentrum, also auf den Menschen konzentrieren. Dort suchen wir nach der Ursache, nach einer Antwort auf die Frage: **Warum?**

Und nur dann, wenn wir den Menschen ganzheitlich betrachten und untersuchen, können wir eine Antwort finden: Warum ist der Knorpel geschädigt? Warum wächst er nicht mehr nach? Bei der ganzheitlichen Untersuchung erkennen wir, dass der Organismus übersäuert ist. Wir erkennen, dass die Säure die Antwort auf die beiden Fragen liefert. Denn die Säure zerstört den Knorpel und verhindert das Wachstum neuer Knorpelzellen.

Tipp:
Wollen Sie wissen, wie sauer Sie sind? In der Apotheke gibt es Teststreifen, mit denen Sie den pH-Wert Ihres Urins ermitteln können. Dafür tauchen Sie 1-mal wöchentlich einen Streifen kurz in den Urin, den Sie am Morgen ausscheiden, bevor Sie etwas zu sich genommen haben, und vergleichen die Verfärbung mit der Farbskala. Ein pH-Wert über 7 ist basisch, also in Ordnung, unter 7 ist er sauer und damit kritisch für Ihre Gesundheit.

Der Ursache auf der Spur: Wir essen uns sauer und krank!

Wunderbar, werden Sie nun wahrscheinlich denken, jetzt haben wir die Ursache. Säure lässt sich neutralisieren, also her mit den Säureblockern.

Zu früh gefreut, denn auch die Übersäuerung ist nicht die Ursache, sondern lediglich die Auswirkung der wahren Ursache. Deswegen ist es nicht sinnvoll, nur die Säure zu neutralisieren. Das wäre medizinisch zwar möglich, aber falsch, denn die nächste, die entscheidende Frage ist noch offen: Warum ist der Organismus übersäuert?

Professor Dr. Lothar Wendt hat die Antwort gefunden. Eine ganzheitliche Untersuchung von Arthrose-Kranken wird zu dem Ergebnis führen, dass ihr Organismus mit Eiweiß überfüttert wurde. Diesen Zusammenhang hat Professor Wendt in seinem 1984 erstmals erschienenen Buch „Die Eiweißspeicherkrankheiten“ überzeugend dargelegt. Dieser Eiweißüberschuss resultiert aus unseren Ernährungsgewohnheiten: Eine Eiweißmast ist nur mit Fleisch und anderen tierischen Produkten möglich, weil nur diese das Eiweiß in hoher Konzentration enthalten. Und dass große Eiweißmengen im Organismus eine erhöhte Säureproduktion auslösen, das ist bekannt.

Entwickeln wir nun aus der Erkenntnis, dass der Fehler in der Nahrung liegt, eine Therapie, mit der dieser Fehler berichtigt wird, packen wir unsere Krankheit bei der Wurzel und eine Heilung ist möglich. Das bestätigt auch Dr. med. Hans-Gottfried Schmidt in seinem Buch „So hilft die Natur bei Arthrosen“.

Diese Therapie, die vor allem darin besteht, die Ernährung umzustellen, hat sich in der Praxis bereits vielfach bewährt. Die Erfahrung mit dieser einfachen und logischen Behandlungsform hat gezeigt, dass der Schmerz – und damit schließt sich der Kreis in unserem Modell der ganzheitlich-multikausal-vernetzten Denkweise – schon nach wenigen Wochen nachlässt und nach längerer Therapie sogar ganz verschwindet.

Den Arzt brauchen wir bei dieser Denkweise nur für die Diagnose. Die Heilung – oder zumindest eine erhebliche Linderung der Beschwerden – erreichen wir dann ohne medizinische Mittel und ohne Medikamente. Lediglich begleitende Maßnahmen wie physikalische und Bewegungs-Therapien können förderlich sein. So gesehen ist Arthrose keine Erkrankung, die orthopädische oder chirurgische Eingriffe erforderlich macht. Bei ihr ist der Ernährungswissenschaftler oder Ernährungsberater gefragt, denn die Arthrose ist eine Stoffwechselkrankheit.

Warum wir sauer sind

„Sauer“ sind wir nicht nur dann, wenn wir uns ärgern, uns sorgen oder wenn wir Stress haben. Es ist vor allem eine falsche Ernährung, die unseren Körper sauer macht. Wer nicht hauptsächlich frische basenbildende Lebensmittel auf seinem Speiseplan stehen hat, in dessen Körper sammeln sich zu viele Säuren an, die sich meist im Bindegewebe ablagern und dadurch die Entstehung von vielerlei Krankheiten begünstigen. Muskeln, Gelenke und Sehnen werden dann nicht mehr richtig mit Sauerstoff versorgt, was sie unbeweglich macht oder sogar schmerzen lässt. Meist sind die Symptome dann gar nicht richtig in ein Krankheitsbild einzuordnen und es beginnt ein Teufelskreis: Man nimmt verschiedene Medikamente ein, die beim Abbauprozess im Körper selbst wiederum Säure erzeugen.

Zur schnellen Schmerzlinderung ist ein möglichst vollständiger Verzicht auf säurebildende Lebensmittel bis zur angestrebten Besserung unumgänglich (siehe „Liste basen- und säurebildender Lebensmittel“, Seite 216 f.). Am besten ist es, wenn Sie sich von reifem basischem Obst (das auch reif geerntet wurde), frischen Salaten, Rohkost (am besten den ganzen Tag über essen), viel Gemüse und dazu Kartoffeln ernähren.

Erst wenn es Ihnen besser geht, können Sie wieder erste Säurebildner wie gekochte Hirse, Reis, Nudeln, Brot, Getreide in kleinen Mengen essen oder nach Trennkost leben („Fit fürs Leben“, siehe „Liste empfehlenswerter Bücher und Quellennachweise“, Seite 208 ff.). Salat und Rohkost müssen sein, dazu viel Gemüse auf dem Teller und Eiweiß wie Fisch, Fleisch, Käse und Tofu, aber unpaniert, jedoch ohne Kohlehydrahte, wie z. B. Kartoffeln, Reis, Nudeln, Brot usw. Diese Form der Ernährung können Sie auch gut bei Einladungen oder im Urlaub umsetzen. Die Mengen bitte langsam und achtsam steigern, je nach Schmerzbefund (siehe Tagesplan, Seite 42 ff.) **Essen Sie möglichst 80 Prozent basenbildende Lebensmittel**.

Ohne Wandel im Denken gibt es keinen Fortschritt

Ich habe gerade ein philosophisches Buch, „Organon der Ganzheit" von Dr. rer. nat. Harald Zycha, aufgeschlagen und lese den ersten Satz in der Einführung: „Die Zeichen der Zeit drängen auf eine Wende im wissenschaftlichen Denken und Handeln der Menschen." Und weiter hinten steht: „Das Umdenken in der Schulmedizin wird noch erschwert durch die nur allzu bekannte Neigung etablierter Wissenschaftssysteme, sich hinter den Mauern der dogmatischen Scholastik zu verbarrikadieren."

Der Autor wird an anderer Stelle noch deutlicher: „Wer heute abseits der geltenden naturgesetzlichen Vorschriften Fragen stellt, erscheint, sofern er überhaupt zur Kenntnis genommen wird, naiv, bis zur Lächerlichkeit. Und das nicht nur vor der ‚orthodoxen' Wissenschaftler-Gemeinschaft, sondern auch vor dem ganzen Laienvolk, das an seine wissenschaftliche Führungselite so fest glaubt wie nie zuvor. *[Anm. d. Autors Eckhard K. Fisseler: Warum eigentlich? Die schwerwiegenden Fehler der Wissenschaft beginnen nicht erst bei Contergan und hören beim BSE-Skandal nicht auf.]* Die Studierenden akzeptieren alle Theorien wegen der Autorität des Lehrers und des Lehrbuches, nicht aufgrund von Beweisen. Sie haben auch keine andere Wahl. Im Interesse der Institution, die sie ausbildet und die damit ihre eigene Erneuerung sichert, haben – ganz nach Darwin – nur jene eine Chance auf einen erfolgreichen Studienabschluss, die alles kritiklos in sich aufgenommen haben. Und nur jenen wird dann die Autorität zuteil, wieder Naturwissenschaft zu lehren, und so fort."

Wenn die Lage wirklich so sein sollte, wie Dr. Zycha sie beschreibt – ich mag es gar nicht glauben –, dann bedeutet das die Fortschreibung eines einmal entstandenen Denkfehlers für alle Zeiten.

Fakt ist: In der Schulmedizin, die sich angeblich auf wissenschaftlich gesicherte Methoden stützt, kennt man die wahre Ursache von Arthrose nicht. Stattdessen geht man von einem Verschleiß aus und stuft die Krankheit als unheilbar ein: „Damit müssen Sie leben ..." Warum eigentlich? Wäre es nicht an der Zeit, dass Schulmediziner gelegentlich ihre ausgetretenen Pfade verlassen und zum Beispiel Heilmethoden aus der Erfahrung heraus entwickeln?

Die beschränkte Sichtweise der meisten Ärzte mag darin begründet liegen, dass sie in ihrer Ausbildung über Ernährung nichts lernen, wie Dr. med. Max Otto Bruker, Autor vieler Bücher über gesunde Ernährung, in einem seiner Vorträge gesagt hat. Und in der Tat: Nach meiner Kenntnis gibt es in Deutschland lediglich in Rostock und in Ulm einen Lehrstuhl für Naturheilkunde und die Berufsbezeichnung „Facharzt für Ernährungsmedizin" existiert bis heute nicht. Ob in Rostock und Ulm die Erkenntnisse von Professor Lothar Wendt gelehrt werden, die so erstaunliche Heilerfolge bei Arthrose bringen, ist sehr fraglich, denn erst kürzlich hat ein Facharzt für Orthopädie gesagt, dass er seine Praxis schließen könne, wenn er immer nur auf die Ernährungsfehler seiner Patienten hinweisen würde.

Meiner Meinung nach hat die engstirnige Denkweise der Ärzte neben der Vernachlässigung von Ernährungsfragen in der Ausbildung der Mediziner noch einen weiteren Grund: Die Forderung nach Messbarkeit wird überbewertet – eine Forderung, die auf der naiven Vorstellung des heutigen Materialismus beruht: „Was ich nicht sehen, nicht messen, nicht vergleichen kann, das gibt es nicht." Allen leidenden Menschen reicht dagegen allein das Ergebnis, die erfolgreiche Linderung ihrer Beschwerden, als Beweis aus. Sie brauchen keine wissenschaftlichen Studien, sondern sie vertrauen auf ihre eigenen Erfahrungen und die Erfahrungswerte ihrer Behandelnden. Auch Dr. Harald Zycha fordert, dieses „Prinzip Erfahrung" wieder höher zu bewerten.

Die Denkweise der Arthrose-Selbsthilfe basiert genau auf diesem Prinzip der Erfahrung. Meine Mitstreiter und ich sehen in der Arthrose nicht das Ergebnis eines Verschleißes oder einer Abnutzung, sondern die Folge eines Säureschadens oder Säurefraßes. Der Erfolg gibt uns recht: Die Ganzheitliche Arthrose-Therapie, der eine gering säurebildende Ernährung zugrunde liegt, hat zahlreiche Menschen von ihrem Leiden befreit. Daran ist nicht zu rütteln.

Und wenn wir spüren, dass der Schmerz verschwunden ist, dann ist er weg. Dafür brauchen wir keinen wissenschaftlichen Beweis. Unser subjektives Empfinden steht über jeder wissenschaftlichen Theorie. Wenn die Wissenschaftler von ihrer Forderung nach randomisierten Doppelblindstudien nicht lassen, ist es an der Zeit, dass wir sie immer wieder darauf hinweisen, wie wirklichkeitsfern ihre Dogmen sind. Dann müssen die Weichen gestellt werden für den Wandel im Denken und Handeln der Menschen und insbesondere der Wissenschaftler.

Das ist umso dringender, je häufiger wir Begebenheiten wie die folgende erleben. Kürzlich sagte ein Mediziner zu mir: „Die Therapie von Professor Dr. Lothar Wendt dürfen wir in unserer Arztpraxis nicht anwenden, denn sie ist wissenschaftlich nicht belegt.“ Daraufhin bat ich ihn um eine Gefälligkeit und sagte: „Ich suche die maßgebliche Studie, in der die Notwendigkeit des Einbaus einer Endoprothese wissenschaftlich exakt nachgewiesen wurde. Weil jährlich über 200.000 künstliche Gelenke operativ eingesetzt werden, muss es diese Studie doch geben, denn sonst, so vermute ich, dürften unsere Ärzte diese irreversible Operation nicht ausführen. Bitte nennen Sie mir dazu auch die Quelle oder den Ort, an dem ich diese Studie einsehen kann.“ Die Antwort kam umgehend: „Die eine exakte Studie, die nachweist, dass man Endoprothesen einbauen muss, gibt es meines Wissens nicht.“

So funktioniert die Welt der Medizin: Bei einer Operation werden zwei Knochen abgeschnitten, ausgefräst und so geschädigt, dass sie nie wieder wachsen können. Irreversibel! Das ist erlaubt – ohne wissenschaftlichen Beleg.

Eine Ernährungstherapie, die der Patient – sogar ohne den eigenen Arzt fragen zu müssen – zu jeder Zeit und völlig gefahrlos abbrechen, verändern oder rückgängig machen kann, soll vom Arzt nicht zur Behandlung empfohlen werden dürfen? Entschuldigen Sie bitte, aber diese Logik verstehe ich nicht.

Die folgenden Auszüge aus dem Buch „Benzin aus Sand" von Peter Plichta bringen das Problem der Denkweise in Medizin und Wissenschaft auf den Punkt. Ähnlich wie Harald Zycha sieht Plichta im Festhalten an Dogmen den Grund dafür, dass wirklich revolutionäre, schöpferische Ideen sich in Wissenschaft und Forschung nur selten Bahn brechen. Und das wäre die Voraussetzung für einen wirklichen Wandel im Denken und Handeln.

Benzin aus Sand*

Auszüge aus dem gleichnamigen Buch von Peter Plichta

„**Zweifel** sind die Grundlage aller neuen Erkenntnisse.

Platz machen für neue Gedanken. Es ist typisch für einmal etablierte Verfahren, dass man sich lediglich damit beschäftigt, sie immer wieder Stück für Stück verbessern zu wollen, statt sich rücksichtslos von ihnen zu trennen. Nur so wird Platz frei für wirklich neues Gedankengut.

Elektrischer Vorgang. Beim Pflanzenwachstum laufen alle Vorgänge auf molekularer Ebene ab. Weil dabei keine Spannungspotenziale gemessen werden, sehen die Biochemiker die Fotosynthese

* Dieser Text stammt aus dem gleichnamigen Buch von Peter Plichta, das im Verlag Langen/Müller erschienen ist. Der Abdruck erfolgt mit freundlicher Genehmigung des Verlages. (Das Buch ist nur noch antiquarisch erhältlich.)

nicht als einen elektrischen Vorgang an. Es ist aber einer, nämlich ein niederenergetischer.

Angst vor Blamage. Auch die Medien legen einem Erfinder eines wirklich revolutionären Gedankens jeden nur möglichen Stein in den Weg. Man hat Angst, sich zu blamieren, und beruft sich lieber auf Informationen aus etablierter Hochschulforschung, oft sogar ohne Hinterfragung.

Dogmen. Die Logik ist die Lehre vom folgerichtigen Denken. An den heutigen geistigen Ausbildungsstätten wie Schulen und Universitäten steht aber das Vermitteln von meist dogmatischem Wissen und nicht das selbstständige, kreative Denken im Vordergrund. Selber zu denken und Bestehendes anzuzweifeln ist aber die Grundlage schöpferischer Prozesse. ‚Dogmen sind typische Zeichen für Dummheit.'

Stand des Irrtums. Die Studenten lernen den Stand des jeweils gültigen Irrtums auswendig, legen dann das Examen ab und vergessen das meiste schnell wieder.

Beweise sind zwecklos. Man darf nicht glauben, eine Idee könne durch den Beweis ihrer Richtigkeit selbst bei gebildeten Geistern Wirkungen erzielen. Davon wird man überzeugt, wenn man sieht, wie wenig Einfluss die klarste Beweisführung auf die Mehrzahl der Menschen hat. Wer nicht verstehen will, weil die neue Erkenntnis seine Kreise stört, sein geliebtes Weltbild erschüttert, der ist auch mit den stärksten Beweisen nicht zu überzeugen.

Eine Sensation. Obwohl es sich um eine Sensation allerersten Ranges handelt, ist es außerordentlich schwierig, sowohl bei Fachleuten als auch bei der Allgemeinheit Verständnis und Akzeptanz zu gewinnen. Die Geschichte der Wissenschaften lehrt uns, dass wirklich Neues aus den verschiedensten psychologischen und machtpolitischen Gründen immer erst sehr viel später in unseren Alltag integriert werden kann. Wissenschaftliche Revolutionen werden nicht dadurch eingeleitet, dass in die Institute der Universitäten Geld gepumpt wird oder dass die Industriegiganten ihre Forschungsetats gewaltig aufstocken, sondern sie gehorchen den geheimnisvollen Gesetzen der Geschichte.

Voraussetzungen für einen Wandel. Zu einer gewaltigen Umwälzung gehören zwei Voraussetzungen: Die Menschheit muss spüren, dass etwas Grundlegendes nicht mehr stimmt, und es muss Menschen geben, die aus einem inneren Verlangen heraus, das man als Vorsehung interpretieren könnte, neue Ideen entwickeln und vorantreiben. Das erfolgt fast immer gegen heftige Widerstände.

Während nämlich Neuerungen, die nur ein ‚bisschen neu' sind, meist schnell akzeptiert werden, sind die Menschen überfordert, wenn es sich um etwas ‚völlig Neues' handelt. Zwar fordern Politiker, Vorstände von Wirtschaftsunternehmen und Wissenschaftler in den Medien regelmäßig Veränderungen. Es gehört schließlich zu ihrem Berufsimage, für das Neue aufgeschlossen zu sein. Da aber in Wirklichkeit mit Neuerungen meist auch Machtverlust verbunden ist, können sich neue Gedanken immer nur schwer durchsetzen. Der Neuerungswille erlahmt. Man handelt nach dem Motto: nur keine Experimente! Und so bleibt alles beim Alten.

Wenn für eine Idee aber der richtige Zeitpunkt gekommen ist, dann dreht sich das Rad der Geschichte einen Zahn weiter und Voltaires Erkenntnis bestätigt sich: ‚Eine neue Idee, deren Zeit gekommen ist, lässt sich mit keiner Armee der Welt mehr aufhalten.'"

Stillstand statt Veränderung

Bis sich das von Peter Plichta in seinem Buch „Benzin aus Sand“ erwähnte Rad der Geschichte in der herkömmlichen Medizin einen Zahn weiter dreht, gilt allerdings: Einzelne Ärzte, selbst wenn sie nicht in der Forschung tätig sind, nehmen – offensichtlich stellvertretend für die wissenschaftliche Welt – für sich in Anspruch, Gegenargumente gegen alles Neue zu präsentieren, anstatt die forschenden Kollegen zu ermuntern, diese Phänomene zu untersuchen.

Wenn sie ernsthaft an der Gesundheit ihrer Patienten interessiert wären, dann müssten sie doch mit Erstaunen, Neugier und Wissbegierde feststellen, dass da etwas abläuft, das nicht in ihr Weltbild passt und das sie sich bisher nicht vorstellen konnten. Sie müssten bereit sein, Versuche damit zu machen. Aber das habe ich noch nicht erlebt. Ich habe immer nur dogmatisch solche Argumente gehört: „Das gibt es nicht, das kann nicht sein, Arthrose ist nicht heilbar, es ist nur die Gewichtsreduzierung, die geholfen hat“ und so weiter.

Wenn jemand ständig in die falsche Richtung läuft, dann nutzt es nichts, das Tempo zu erhöhen.

Wenn in die falsche Richtung geforscht wird, dann nutzt es nichts, den Etat zu erhöhen.

Die Ganzheitliche Arthrose-Therapie

Nach den einleitenden Sätzen möchte ich Sie nun mit dem Kernstück dieses Buches vertraut machen, der Ganzheitlichen Arthrose-Therapie. Es ist dabei jedem freigestellt, sich für oder gegen die GAT zu entscheiden. Ein Faktor spricht allerdings uneingeschränkt dafür: Die Gesundheit mit dieser Behandlungsform zu gefährden, das ist undenkbar.

Die Ernährungsumstellung steht bei der Ganzheitlichen Arthrose-Therapie im Vordergrund, aber sie allein reicht nicht aus. Die Statik des Körpers muss ebenfalls stimmen (siehe dazu das Thema „Dorntherapie", Seite 56 f., die Schmerztherapie nach Liebscher & Bracht, Seite 57, Faszientraining und Rolfing-Behandlung). Wir brauchen außerdem regelmäßige Bewegung, frische Luft, Sonnenlicht, sauberes Wasser und eine ausgeglichene seelische Grundhaltung, also eine im Ganzen gesunde Lebensführung – „Diätetik" nennen das die Fachleute.

In diesem Kapitel erkläre ich anhand eines Plans detailliert, wie die gelenkgesunde Ernährung gemäß der GAT über den Tag verteilt aussieht, und gehe zum Abschluss des Kapitels auch auf den Aspekt „Bewegung" ein. Sollten Sie nähere Informationen über den Sinn und Zweck der einen oder anderen Nahrung vermissen: Damit Sie den Überblick nicht verlieren, werden die Hintergründe zu einzelnen Nahrungsmitteln im nächsten Kapitel gesondert beleuchtet.

Der Tagesplan

Ernährung

Nach dem Aufwachen: Wasser und grüner (oder anderer basischer) Tee

Mit 1 Glas warmem Wasser, das im Idealfall mithilfe eines Umkehrosmosefilters gereinigt wurde, beginnt Ihr Tag. Danach trinken Sie 2 Tassen grünen oder einen anderen basischen Tee (oder eben so viel, wie Sie morgens brauchen). Bereiten Sie dafür zunächst Ihre Tagesmenge wie folgt zu: Bringen Sie ½ Liter Wasser zum Kochen und lassen Sie ihn auf 80 °C abkühlen (das dauert etwa 12 Minuten). Übergießen Sie dann 1 gehäuften Teelöffel Grüntee damit und lassen Sie das Ganze je nach Sorte 60 bis 90 Sekunden ziehen. Grüner Tee darf nur kurz ziehen, weil er sonst bitter schmeckt. Sie können denselben Tee 2- bis 3-mal nacheinander aufbrühen und dabei immer etwas länger ziehen lassen. Kaufen Sie nur Bio-Qualität. Trinken Sie bitte keinen Schwarztee oder Früchtetee. Wir mögen den grünen Tee, weil er viele gute Eigenschaften besitzt (siehe Seite 59ff.).

Das Frühstück: Obst, Obst, Obst und Smoothies

Ihr erstes Frühstück dürfen Sie ½ Stunde, nachdem Sie den Tee getrunken haben, einnehmen: frisches Obst. Essen Sie bei dieser Mahlzeit immer nur eine Obstsorte, also beispielsweise 2 Apfelsinen oder 2 Birnen. Und bitte kein eingemachtes oder gekochtes Obst!

Wenn Sie wieder Hunger verspüren, essen Sie eine andere Obstsorte (Es wird so besser verdaut!), und das wiederholen Sie bis zum Mittagessen. Bananen zählen nicht zum Obst, sondern zum Gemüse: Sie können am Nachmittag oder Abend gegessen werden.

Wer Übergewicht abbauen will, sollte die Zeit zwischen den Mahlzeiten verlängern. Wer zu viel Hunger verspürt und nicht übergewichtig ist, kann die Zeit zwischen den Obstmahlzeiten verkürzen und zum Frühstück beliebig viele Früchte verzehren. Wichtig ist dabei, dass nur Obst gegessen oder ein vitalstoffreicher Smoothie (Rezept Seite 45) getrunken wird.

Das Mittagessen: Salat und Gemüse frisch auf den Tisch

Das 1 bis 2 Stunden nach der letzten Obst- oder Smoothie-Mahlzeit (Rezept Seite 45) folgende Mittagessen muss nicht zur gewohnten Zeit eingenommen werden. Sollten Sie länger geschlafen haben, können Sie auch am Nachmittag um 15 oder 16 Uhr auftafeln. Wichtig ist, dass Sie die Früchtemahlzeiten nicht vergessen, denn Obst, rohes Gemüse und grünes Blattgemüse sind in unserer Ernährung wichtiger als alles andere. Essen Sie mehr rohes Gemüse! Wer keine Gelegenheit hat, das Mittagessen einzunehmen, der kann die Obst-Grünes-und-Rohkost-Phase bis zum Nachmittag oder Abend verlängern. Das kann aus beruflichen Gründen oder auf Reisen sinnvoll sein, wenn es Ihnen mittags nicht möglich ist, nach den Regeln der GAT zu kochen. In solchen Fällen können Sie das Mittagessen auf den Abend verlegen und das Vollkornbrot weglassen.

Als Mittagsmahlzeit bereiten Sie sich zunächst die Vorspeise, einen frischen großen Bio-Rohkostsalat, zu. Dieser braucht mindestens 1 Stunde Zeit zum Verdauen. Die Rohkost wird geraspelt und mit Blattsalat, Endivien, Chinakohl, oder was es gerade zu kaufen gibt, gemischt, mit reichlich gehackten frischen Kräutern verfeinert und mit einer Salatsoße aus Zitronensaft, wahlweise auch Kanne-Brottrunk® (der weniger sauer schmeckt), gutem Olivenöl, Leinöl und anderen Ölen mit den verschiedenen Omega-Fettsäuren (erste Pressung, kalt gepresst), und Wasser, Gewürze – ohne Essig – angemacht. Bezüglich der Zusammenstellung sind der Fantasie fast keine Grenzen gesetzt. Die Zutaten müssen lediglich frisch sein. Verwenden Sie also keine Konserven! Außerdem sollten die Bestandteile des Salats zu einem Teil unter der Erde (wie Möhren) und zu einem anderen Teil über der Erde (wie Blattsalat und Blumenkohl) gewachsen sein.

Nach dem Salat, den Sie als Vorspeise verzehren, lassen Sie sich zart gedünstetes Gemüse wie Blumenkohl, Brokkoli, Porree oder Möhren schmecken (wir empfehlen frisches Bio-Gemüse aus regionalem Anbau, Sie können aber auch Tiefkühlkost verwenden). Wichtig ist, dass das Gemüse nicht weich gekocht, sondern gedünstet wird. Es muss noch Biss haben und darf seine natürliche Farbe nicht verlieren. Schmecken Sie das Ganze mit Gemüsebrühe in Bio-Qualität o h n e gehärtete Fette und Glutamat ab. Würzen Sie nach Belieben. Zum Gemüse (auch Pilze) servieren Sie Kartoffeln in allen Variationen (Pellkartoffeln sind allerdings am besten geeignet). Haben Sie einmal Appetit auf Naturreis, Vollkornnudeln ohne Ei, Bulgur, oder Dinkel, so sollten Sie wissen, dass diese Lebensmittel sauer verstoffwechselt werden. Hirse und Quinoa dagegen sind neutral, Buchweizen- und Sojamehl werden basisch verstoffwechselt. Arthrose-Kranke essen vor dem warmen Mittagessen – und vor dem Abendessen – je 3 Teelöffel Braunhirsemehl (das heißt 3-mal hintereinander 1 Teelöffel in den Mund nehmen und jeweils mit einem Schluck Wasser herunterspülen). **Achtung! Braunhirsemehl darf nicht erhitzt werden.**

Tipps

Grüne Smoothies – eine gute Alternative zum Salat

Die grünen Smoothies, die Victoria Boutenko in ihren Büchern „Green for Life“ und „Grüne Smoothies“ (Letzteres enthält mehr als 200 Rezepte!) vorstellt, sind eine wirklich gute Alternative zum Salat. Hier werden grünes Blattgemüse, anderes Gemüse, Wildkräuter, Früchte und Quellwasser in einem Hochleistungsmixer zu einem leckeren Getränk, einer kalten Suppe oder einem Püree verarbeitet – wobei man beim Püree nur wenig Wasser zugibt, sodass man die Speise löffeln kann. **Grüne Smoothies enthalten alles, was der menschliche Körper braucht, in einer übergroßen Fülle: Ballaststoffe, Vitamine, Mineralstoffe, Spurenelemente, Enzyme, Antioxidantien, Kohlenhydrate, Fette und Proteine.**

Rezept: Eine Grüne-Smoothie-Mahlzeit
Für diesen leckeren Smoothie geben Sie
1 Teil Salat oder grünes Blattgemüse (Wirsing, Grünkohl, Spinat ...),
1 Teil Wildkräuter (Brennnessel, Löwenzahnblätter, Spitzwegerich, Giersch ...) oder Gartenkräuter (Petersilie, Pimpernelle ...) oder Blätter von Roter Bete, Kohlrabi, Karotte oder 1 Stück Gurke,
1 Teil frisches, reifes Obst (½ Melone, 1 Mango oder 2 Birnen ... – aber: k e i n e Banane!) und
1 Stück Avocado (die schenkt Ihnen ihr pflanzliches Fett)

in den Mixer und verarbeiten das Ganze so grob oder fein, wie Sie es mögen. Den grünen Brei beim Essen gut einspeicheln. Er sättigt Sie für mindestens 2 bis 3 Stunden. Wenn Sie mögen, können Sie auch ein wenig stilles Wasser dazugeben, damit das Ganze sich leichter püriert.

Achtung! Verwenden Sie k e i n e n Honig und k e i n e Fruchtsäfte! Nehmen Sie immer wieder andere grüne Blattgemüse, Kräuter und anderes Obst – die Abwechslung tut Ihrem Körper gut.

Keime und Sprossen selbst ziehen

Keime und Sprossen sind eine sehr gesunde und schmackhafte Beigabe zu Salaten – insbesondere dann, wenn Sie einmal keine frischen Kräuter zur Hand haben. Keime und Sprossen lassen sich in speziellen Keimgeräten aus Samen leicht selbst heranziehen. In Reformhäusern, Bioläden und vielen Lebensmittelgeschäften gibt es eine große Auswahl wie Kresse, Rettich und Mungbohnen. Auch frische Bambus-, Bohnen- und Sojasprossen sind zu empfehlen. Allen, die mehr darüber wissen wollen, empfehle ich „Das große Buch der Sprossen und Keime“ von Rose-Marie Nöcker.

Praktische Küchenhelfer
Utensilien und Geräte, die Sie in Ihrer Küche haben sollten, sind: Dampfgarer, Wok, Gemüseschneider, Keimgerät, Wasserfilter für sauberes Wasser und ein Hochleistungsmixer für Ihre Smoothies.

Am Abend: Vollkornbrot und vegetarische Aufstriche
Wichtig: Mittag- und Abendessen sollten nicht ausgetauscht werden. Vollkornbrot ist wie jedes Korn (außer Buchweizen) säurebildend und wegen der unterschiedlichen Säure-Basen-Flutung, das heißt des abhängig von der Tageszeit schwankenden pH-Wertes im Körper, nur abends erlaubt. Das Abendessen besteht aus speziellem Vollkornbrot (siehe Rezepte im Kasten, der unten beginnt), selbst gemachtem Ghee (gereinigter und geklärter Butter; Rezept siehe Kasten auf Seite 49) und vegetabilen, also ohne jegliche Zutaten tierischer Herkunft hergestellten Pasten oder vegetarischem Schmalz (schmeckt wie Zwiebelschmalz, ist aber rein pflanzlich).

Achtung! Sauerteigbrot sollte auf keinen Fall auf Ihrem Speiseplan stehen, weil es Ihren Körper zu stark säuert.

Rezepte: Brote ohne Sauerteig und ohne Hefe

Leckeres Vollkornbrot
Den Ofen auf 175 °C vorheizen.
500 Gramm (am besten frisch gemahlenes) Vollkornmehl,
1 Teelöffel Natron,
2 gestrichene Teelöffel Salz (nach Geschmack mehr oder weniger) gut vermengen.
385 bis 500 Milliliter Wasser (oder Buttermilch, denn diese ist neutral) hinzufügen

und das Ganze rasch durchrühren. Den Teig in eine Kastenform (25 Zentimeter lang) geben und die Form sofort in den vorgeheizten Ofen stellen. Zusätzlich sollte eine Schale mit Wasser im Ofen stehen. Das Brot etwa 1½ Stunden lang backen.
Temperatur und Backzeit hängen vom Backofen ab. Das Brot geht nicht viel auf.

Wichtige Hinweise:
Geben Sie keine Kerne oder Nüsse in den Teig und wälzen Sie den Teig auch nicht in diesen, weil Samen und Nüsse Eiweißkost sind. Getreide ist hingegen Kohlenhydratkost und man sollte beides nicht zusammen verzehren.
Wenn Sie Brot kaufen, dann entscheiden Sie sich für Essener Brot. (Backfermentbrot ist ebenfalls säurebildend, dem Sauerteigbrot jedoch vorzuziehen.)

Einfache Brotfladen aus gekeimtem Getreide
Getreidekörner in einer Schüssel in wenig reines Wasser einweichen (die Körner sollten gerade mit Wasser bedeckt sein). Das Wasser nach etwa 3 bis 4 Tagen abschütten und die gekeimten Körner gut zerquetschen oder grob im Mixer pürieren. Formen Sie aus der klebrigen Masse Fladen und legen Sie diese in die Sonne. Wenn es draußen warm genug ist, können Sie die Fladen nach ½ Tag wenden, dann sind sie abends fertig zum Verzehr.

Vorschlag: Wenn Sie den gekeimten Getreidebrei mit Braunhirse und/oder mit 1 Banane mischen, haben Sie eine wertvolle Frischkornmahlzeit (für abends! Brot und andere Getreideprodukte sind immer säurebildend, deshalb sollten Sie sie nur abends essen.)

Essener Brot

Für 4 Personen

1 Kilogramm keimfähigen Weizen (oder anderes keimfähiges Getreide) etwa 2 Tage ankeimen lassen (Es haben sich noch keine Blättchen gebildet.) mit 200 bis 300 Millilitern reinem Wasser im Mixer zu einem festen Brei verarbeiten. Aus der Masse einen Laib formen und diesen etwa 3 Stunden bei 135 °C (oder bis sich eine Kruste bildet) backen. Sie können auch kleinere Laibe formen und diese bei geringerer Temperatur trocknen, das dauert allerdings einige Stunden. Dieses Brot ist sehr feucht.

Lieblingsbrot von Beate Oehlmann aus Kalletal (etwa 750 Gramm)

Backofen auf 230 °C vorheizen.

200 Gramm Dinkelvollkornmehl,

50 Gramm Kichererbsenmehl (super für den Geschmack),

2 Teelöffel Salz (wenn gewünscht mehr oder weniger),

125 Gramm fein geraspelte Möhren (Sie können die Möhren auch mit Rettich mischen) und

75 Gramm Schnittlauch (Sie können auch gefrorenen Schnittlauch verwenden) sowie

5 Gramm Natron gut vermengen. Dann

300 Gramm mit Schale geraspelte rohe Kartoffeln (mit dem austretenden Kartoffelwasser) und

etwa 75 bis 100 Milliliter (kommt auf die Feuchtigkeit der Kartoffeln an) entmineralisiertes Wasser hinzugeben.

Das Ganze zu einem Teig verkneten und ihn in eine am Boden mit Backpapier ausgelegte Kastenform füllen. Den Rand der Kastenform mit Butter einfetten. Den Teig oben im Fischgrätenmuster einritzen, mit etwas Olivenöl bestreichen und mit einer Schale Wasser in den vorgeheizten Backofen stellen. Das Brot 10 Minuten bei 230 °C backen, die Hitze dann auf 175 °C reduzieren und noch etwa 85 Minuten weiterbacken.

Zeitangabe und Temperatur variieren je nach Art des Ofens. Die hier angegebenen Werte sind die eines alten Backofens mit Ober- und Unterhitze – o h n e Heißluft.
Dieses Brot schmeckt getoastet, mit Butter bestrichen und mit Tomatenscheiben belegt einfach sensationell, aber auch mit veganer Mayonnaise, Auberginenpüree oder Avocadocreme sehr lecker. Im Kühlschrank hält es sich problemlos 3 bis 5 Tage.

Variante:
Nach Belieben frisch geriebenen Ingwer oder Meerrettich zugeben (vorsichtig dosieren!).

Berufstätige können dieses Brot sicher auch mittags nach dem Salat essen, denn es ist neutral bis leicht basisch. 3 Stunden braucht das Brot, bis es den Magen passiert hat, weil es ja eine richtige Mahlzeit nach „Fit fürs Leben" ist. Das Brot ist allerdings nur für diejenigen geeignet, die Getreide weiterhin als einziges konzentriertes Nahrungsmittel auf ihrem Speiseplan stehen lassen.

Rezept: Ghee
Ungesalzene Butter in einem passenden Topf ohne Deckel bei mittlerer Hitze schmelzen lassen. Die Temperatur langsam reduzieren und das Ganze etwa 15 Minuten köcheln lassen, bis das Wasser in der Butter verdunstet ist. Dabei regelmäßig umrühren, sodass der Eiweißschaum am Topfrand haften bleibt und sich nicht am Boden sammelt. Schaum, der sich oben auf dem flüssigen Fett bildet, können Sie abschöpfen. Wenn das Butterfett richtig klar geworden ist, ist das Ghee fertig (das Fett enthält nun kein Wasser und kein Eiweiß mehr). Decken Sie den Topf zum Prüfen noch einmal mit einem Deckel ab: Auf seiner Unterseite sollte nach ½ Minute kein Wasserdampf zu sehen sein.

Hätten Sie gern weitere Rezepte? Anregungen finden Sie in Rezeptbüchern (siehe „Liste empfehlenswerter Bücher und Quellennachweise“, Seite 208 ff., und unter *www.arthrose-selbsthilfe.de*, dort unter „Literatur“).

Vegetarische Brotaufstriche gibt es in Reformhäusern, Bioläden und in gut sortierten Supermärkten. Oder stellen Sie sich Ihren Brotaufstrich selbst her: Rezepte hierfür finden Sie in den beiden oben genannten Kochbüchern. Bananen, Kohlrabischeiben, Paprika, Tomaten, Radieschen und Gurken eignen sich ebenfalls als Brotbelag.

Tagesplan für Berufstätige

Trinken Sie und essen Sie **bis zum Mittag** – oder so lange es geht – frisches Obst und den Smoothie (Rezept siehe Kasten auf Seite 45).

Für die Mittagspause machen Sie sich einen großen gemischten Rohkostsalat. Den gewaschenen Salat, Rohkost und das Dressing (aus Zitronensaft oder Brottrunk, Öl, Wasser, Kräutern und Gewürzen) nehmen Sie mit. In Ihrer Pause schnippeln Sie die Zutaten. Essen Sie ihren Salat pur (ohne Brot). Auch grünes Blattgemüse, Wild- und Gartenkräuter, Obst und Gurke sind erlaubt – jetzt allerdings ohne Dressing –, oder Sie essen rohes Gemüse mit basischen Nüssen.

Am Nachmittag zerdrücken Sie eine Banane und vermengen das Mus mit Braunhirsemehl (Sie können zusätzlich noch ein zerdrücktes Stück Avocado dazugeben). Wenn Sie mögen, können Sie sich auch ein *CereGran*-Vollkornmüsli aus gekeimtem Getreide (siehe Seite 52) oder ein basisches Buchweizenmüsli (Rezept siehe Seite 219) zubereiten oder 3 Mandeln, Kürbis-, Pinien-, Sonnenblumenkerne, Pistazien o d e r Hanfsamen knabbern, denn sie sind alle basisch. Bitte nur eine Sorte für sich allein verzehren und auch nicht zu viel davon, denn Samen und Nüsse sind ungeheuer reich an pflanzlichem Eiweiß.

Haben Sie Gelüste auf Süßes, essen Sie (in Maßen) ungeschwefelte Bio-Trockenfrüchte. Die basischste Trockenfrucht ist die Feige, gefolgt von Aprikose, Ananas, Banane, Pflaume, Birne, Dattel.

Wenn Sie in der Kantine essen, bereiten Sie sich Ihre Salatsoße selbst mit Öl und Zitronensaft zu (oder bringen Sie Ihr fertiges Dressing am besten gleich von zu Hause mit) und stellen sich danach Ihr Essen aus den verschiedenen Angeboten selbst zusammen: eine Auswahl an Gemüse und die Kohlenhydratbeilage, auf die Sie gerade Lust haben. Verzichten Sie auf Nachtisch und trinken Sie nichts zum Essen – dafür ist ½ Stunde vor und 1 Stunde nach dem Essen wieder Zeit. Sie können sich auch etwas basisches Süßes selbst backen: 330 Gramm reife zerdrückte Bananen, 330 Gramm Maronenmehl, 130 bis 200 Milliliter Rapsöl, 1 Teelöffel Natron sowie Vanille oder Kardamom nach Belieben vermengen und kleine Häufchen des Teiges auf ein Backblech setzen. Das Ganze etwa 20 Minuten bei 200 °C backen – und genießen.

Abends, wenn Sie wieder zu Hause sind, können Sie sich etwas Warmes zubereiten. Die Reste Ihres gekochten Gemüses können Sie in einer Suppe verwerten und am nächsten Tag mit zur Arbeit nehmen. Ihrer Fantasie sind dabei keine Grenzen gesetzt.

Vergessen Sie nicht zu trinken!

Zur Abendmahlzeit und über den Tag verteilt trinken Sie mineralarmes Wasser. Vergleichen Sie die Angaben auf den Flaschen: Der Calciumanteil sollte 30 Milligramm nicht überschreiten – es gibt Wasser mit 11,5 Milligramm, andere Sorten haben mehr als 500 Milligramm. Siehe auch unter „Trinken, aber was?“ (Seite 79 ff.). Trinken Sie täglich 30 Milliliter sauberes, basisches, mineralarmes, schadstoffbereinigtes, belebtes Wasser pro Kilogramm Körpergewicht. Tee wird hier nicht mitgerechnet. (Ihren grünen Tee oder andere basische Tees sollten Sie ebenfalls mit solchem Wasser zubereiten.) Zum Entgiften und Ausschwemmen von Schlacken (etwa beim Fasten) trinken Sie bitte die doppelte Menge. (Bei Herz- und Nierenschwäche sollten Sie das allerdings auf gar keinen Fall tun.)

Zwischendurch: Mandeln, Nüsse und Müsli

Zwischen den Mahlzeiten können Sie – aber immer für sich allein – Mandeln oder Nüsse genießen. Das dürfen Sie allerdings erst nachmittags! Essen Sie täglich 2 bis 3 Mandeln **oder** ein paar Maronen, ein bisschen Fleisch von der Kokosnuss, ein paar Pistazien oder Pekannüsse. Sie werden alle basisch verstoffwechselt und versorgen Ihren Körper mit den wenigen essenziellen Aminosäuren und Spurenelementen, die Ihnen eventuell noch fehlen könnten. **Alle anderen Nüsse sind säurebildend** und müssen in den 20 Prozent säurebildenden Lebensmitteln enthalten sein, die Sie am Tag verzehren dürfen. Bitte verwenden Sie nur basisch wirkende Nüsse oder Kerne (siehe dazu die „Liste basen- und säurebildender Lebensmittel" am Ende des Buches, Seite 216 f.) oder genießen Sie ein paar Trockenfrüchte oder eine Banane.

Für alle, die nachmittags Hunger haben oder das Mittagessen einmal ausfallen lassen müssen, weil sie zum Beispiel unterwegs sind, eignet sich Müsli aus vorgekeimtem Getreide. *CereGran*-Vollkornmüsli aus gekeimtem Dinkel und gekeimter Gerste ist schwach säurebildend. (Streichen Sie auf jeden Fall Frischkorn- und Fertigmüsli von Ihrem Speiseplan, da es sehr säurebildend wirkt!) 3 bis 4 Esslöffel davon werden ½ Stunde vor dem Verzehr in Wasser oder Tee eingeweicht. Fügen Sie Rosinen oder andere Trockenfrüchte, Braunhirsemehl, wenn gewünscht auch Erdmandelflocken bzw. *Min Activ*, und 1 Banane hinzu und Sie erhalten eine vollwertige Mahlzeit.

Buchweizenkeimlinge sind ebenfalls zu empfehlen. Hierzu geben Sie 3 bis 4 Esslöffel Buchweizen in ein Keimglas und spülen diesen morgens und abends gut mit kaltem Wasser durch. Am 3. oder 4. Tag beginnt er zu keimen. Genießen Sie die Keimlinge abends statt Brot.

Sehr lecker schmeckt auch ein Mus aus 1 bis 2 zerdrückten Bananen, mit der Tagesportion Braunhirsemehl vermengt, oder Sie nehmen die Braunhirse zwischendurch zu sich, nur mit Wasser (siehe unter „Das Mittagessen: Salat und Gemüse frisch auf den Tisch", Seite 43 f.).

Was nicht erlaubt ist

Fleisch, Wurst, Fisch, Käse und alle anderen Milchprodukte, also einfach alles, was von einem Tier stammt – außer Butter, die fast kein Eiweiß, jedoch wertvolle ungesättigte Fettsäuren enthält und deren Fett besonders leicht verdaulich ist –, bleiben bei der Ganzheitlichen Arthrose-Therapie so lange gestrichen, bis die Gesundheit wiederhergestellt ist. Das gilt auch für alkoholische Getränke wie Bier und Wein, für Bohnenkaffee, schwarzen Tee, Früchtetee, Mineralwasser und Weißmehlprodukte.

Hülsenfrüchte sind in der ersten Zeit nach Therapiebeginn ebenfalls nicht erlaubt. Ebenso wie Sojaprodukte als Fleischersatz, denn das darin enthaltene pflanzliche Eiweiß ist zu konzentriert und behindert den Abbau unseres übervollen Eiweißspeichers. Lassen Sie sich nicht einreden, Sie könnten Eiweißmangel-Erscheinungen bekommen. Das ist nur bei extremer Unterernährung, wie sie bei Menschen in sehr armen Ländern vorkommen kann, denkbar. Wir essen aber zu reichlich, als dass wir Mangel leiden könnten. Und es ist wissenschaftlich bewiesen, dass die in Obst und Gemüse enthaltenen Aminosäuren völlig genügen, um körpereigene Eiweiße aufzubauen.

Neben Fleisch- und Milchprodukten wird in der Ganzheitlichen Arthrose-Therapie die Verwendung von Essig abgelehnt, da dieser säurebildend wirkt.

Süßigkeiten (beziehungsweise der in ihnen enthaltene raffinierte Zucker), brauner Zucker, Honig sowie Ahornsirup sind ebenfalls Nahrungsmittel, die säurebildend wirken und bei der Ganzheitlichen Arthrose-Therapie tabu sind. Darauf zu verzichten fällt den meisten allerdings nur anfangs schwer, denn bei konsequenter Anwendung der GAT geht der Wunsch nach Süßem langsam zurück. Brauchen Sie für ein Rezept dennoch ein Süßmittel, dann verwenden Sie anstelle von raffiniertem Zucker Stevia oder Xylitol (Birkenzucker).

Tipps

So stoppen Sie Ihr Verlangen nach Süßem

Wird Ihr Verlangen nach Süßigkeiten zu stark, dann trinken Sie 1 Glas Salbeitee. Sie werden erstaunt sein, wie schnell die Lust auf Süßes danach schwindet.

Eine Alternative für Kaffeeliebhaber

Als Ersatz für koffeinhaltigen Kaffee eignet sich Lupinenkaffee. Er schmeckt ähnlich wie Bohnenkaffee, hat aber nicht dessen schädliche Nebenwirkungen und macht nicht sauer.

Das brauchen Sie in der Regel nicht!

Nahrungsergänzungen, die als Mittel gegen Arthrose häufig angepriesen werden und nach Herstellerangaben „so gesund" sein sollen, werden während der Ganzheitlichen Arthrose-Therapie in der Regel nicht benötigt. Der GAT-Ernährungsplan ist speziell auf die Krankheit abgestimmt und enthält alles, was der Körper braucht. Nur in seltenen Fällen, wenn besondere Gesundheitsprobleme vorliegen, kann die Anwendung der oft sehr teuren Nahrungsergänzungsmittel sinnvoll sein. Das sollte aber zum Beispiel der Hausarzt mit einer Blutuntersuchung oder ein Heilpraktiker abklären, der verborgene Krankheitsherde mithilfe spezieller Diagnoseverfahren wie der Irisdiagnose, der Elektroakupunktur nach Voll oder der Computer-Regulations-Thermografie erkennen kann.

Wichtiger Hinweis!

Wenn Sie herkömmliche Schmerztabletten gegen die Symptome Ihrer Arthrose einnehmen, fördern Sie die Übersäuerung Ihres Körpers. Lassen Sie sich Spritzen in das kranke Gelenk geben, dann kann das den Heilungsprozess stören und behindern. Besser ist es, die Wirkung der GAT zu verstärken, indem Sie mehrere Tage lang nichts anderes als Obst, Smoothies und Rohkost essen.

Bleiben Sie auf der sicheren Seite, indem Sie alles meiden, was in diesem Buch nicht empfohlen wird. Treten gesundheitliche Probleme auf, dann wenden Sie sich an die Arthrose-Selbsthilfe, bevor Sie einen Fehler machen. Die Telefonberatung ist kostenlos. Sie können auch eine E-Mail schreiben an *fisseler@arthroseselbsthilfe.de*. Bitte lesen Sie das Buch jedoch zuerst ganz durch und notieren Sie sich, was für Sie wichtig ist.

Bewegung

Regelmäßige, „gesunde" Bewegung – jedoch kein schweißtreibender Leistungssport, bei dem die Gelenke übermäßig beansprucht werden – gehört zur Ganzheitlichen Arthrose-Therapie dazu. Sie darf auf keinen Fall vernachlässigt oder vergessen werden. Wichtig ist außerdem, dass Sie bei der Bewegung wie im Alltag richtig atmen. Falsche Atmung begünstigt die Säurebildung, da zu wenig Sauerstoff in den Körper gelangt. Trainieren Sie auch die tieferliegenden Muskeln. Da helfen beispielsweise Yoga und Pilates oder ein Training mit dem Flexi-Bar.

Haben Sie gemäß dem Ernährungsplan nach dem Aufstehen 1 Glas warmes Wasser und Ihren grünen Tee oder Kräutertee getrunken, empfehle ich Ihnen Frühsport. Ich mache morgens die sogenannten Fünf „Tibeter" aus dem gleichnamigen Buch von Peter Kelder. Das sind fünf einfache Übungen, die auch Ältere leicht machen können und die sich in ihrer Intensität allmählich steigern lassen. Wertvoll sind darüber hinaus der tägliche Spaziergang an der frischen Luft und Sonnenlicht.

Gelenkschonende Sportarten wie Schwimmen (vor allem in Rückenlage), Radfahren, Skilanglauf und (Nordic) Walking sind ebenfalls empfehlenswert. Die von Ihnen gewählte Sportart und die Intensität und Häufigkeit des Trainings sollten sich maßgeblich an Ihrem Gesundheitszustand und insbesondere am Zustand Ihrer Gelenke orientieren. In Zweifelsfällen fragen Sie einen Sportmediziner um Rat!

Legen Sie noch heute los!

Sind Sie mit dem Tagesplan einverstanden? Dann zögern Sie nicht und legen Sie sofort los. Sie können damit nichts falsch machen. Sie müssen auch keinen Hunger leiden, wie Sie vielleicht befürchten, denn die Nahrungsmenge, die Sie täglich zu sich nehmen, spielt praktisch keine Rolle. Wichtig ist, dass das, was Sie essen, dem Ernährungsplan entspricht und vollwertig ist.

Die Ganzheitliche Arthrose-Therapie (GAT) sollte etwa 1 Jahr konsequent angewendet werden. In dieser Zeit verschwinden die durch die Arthrose entstandenen Beschwerden völlig. Eine erste Besserung spüren Sie jedoch meist schon nach ein bis 2 Wochen, falls Sie geringe Schmerzen haben, wie sie für den Beginn der Erkrankung typisch sind, und nach 3 bis 6 Wochen, wenn Sie erst in einem späteren Stadium mit der GAT beginnen.

Für alle, die 1 Jahr der konsequenten Ganzheitlichen Arthrose-Therapie hinter sich haben und von ihrem Leiden befreit sind, ist es empfehlenswert, sich weiterhin zu 80 Prozent abwechslungsreich basisch, in der richtigen Reihenfolge und nach Trennkost zu ernähren, damit alles gut verdaut wird. Uns haben dabei die Bücher von Harvey und Marylin Diamond sehr gehofen (siehe „Liste empfehlenswerter Bücher und Quellennachweise“, Seite 208 ff.). Jetzt dürfen es auch einmal See-Fisch (aus dem Mittelmeer) oder Bio-Soja-Produkte sein.

Gute Erfahrungen haben wir auch mit der Dorntherapie gemacht. Ein Physiotherapeut kann oft eine Beinlängendifferenz und einen Hüftschiefstand damit ausgleichen, wodurch die Arthrose-Heilung gefördert wird. Die Dorn-Methode ist eine sanfte Wirbel- und Gelenktherapie, die hilft, wenn der Schmerz das Bein hinunterzieht bis in die Zehen, die Waden verkrampfen, das Gehen schmerzt und selbst Sitzen oder Liegen keine Erleichterung bringt. Wahrscheinlich ist in diesem Fall der Ischias-Nerv eingeklemmt. An der Stelle der unteren Wirbelsäule, wo die Ursache für diese Beschwerden tatsächlich liegt, tut es allerdings am wenigsten weh. Selbst medizinische Laien wissen heute, dass beim Ischias-Syndrom zwar das Bein betroffen ist, die Ursache aber im Ursprungsgebiet des Ischias-Nervs liegt. Im unteren Bereich der Lenden- oder Kreuzbeinregion liegt eine Störung vor: Die Beine sind die Basis für das Becken, das Kreuzbein ist die Basis der Wirbelsäule und die Wirbelsäule ist die Basis unserer Gesundheit.

Eine andere Form der Therapie bei Schmerzen infolge von verspannter, blockierter Muskulatur ist die Schmerztherapie nach Liebscher & Bracht und die Re-Self®-Therapie, die sich wunderbar ergänzen lassen durch körperintelligente Bewegungsübungen wie Senso-Yoga, Sensomotorics oder Feldenkrais. Suchen Sie sich in Ihrer Nähe einen Physiotherapeuten, der auf eine solche Art arbeitet.

Sind die Lendenwirbel nicht stabil (sondern blockiert), macht sich das in schmerzenden Knien bemerkbar, der Ischias-Nerv macht auf sich aufmerksam, im Schritt, ja sogar in der Wade sticht es ... Jetzt muss die Muskulatur der Lendenwirbel möglichst täglich mit funktioneller Gymnastik trainiert werden. Sie sollten die Übungen, die Ihnen vom Therapeuten gezeigt werden, zu Hause regelmäßig machen.

Die Statik Ihres Körpers muss stimmen. Schulter und Hüfte müssen gerade, die Beine sollten gleich lang sein. Der Körper muss vom Kopf bis zu den Füßen – mit der gesamten Wirbelsäule – gerade ausgerichtet sein. Ist Ihre Wirbelsäule nicht gerade (*Skoliose*), so hilft Ihnen Folgendes: Ganz wichtig ist, dass Sie Ihre tieferliegenden Muskeln stimulieren. Gelenke und Wirbel werden durch starke Muskeln stabilisiert. Machen Sie Gymnastik, die auf Ihre Beschwerden abgestimmt ist. Ein Sportverein oder Gesundheitszentrum in Ihrer Nähe bieten möglicherweise die richtige Sportart oder das richtige Workout an, die man in der Gruppe und unter Anleitung am besten erlernt. Walken, Schwimmen, Gerätetraining, Yoga, Radfahren oder eine funktionelle Gymnastik können hier angesagt sein, um Ihre Muskulatur auf die richtige Art zu kräftigen. Finden Sie heraus, was Ihnen

Spaß macht, terminlich passt und guttut. Hier ist Ihre **Eigeninitiative** gefragt: **Tun Sie etwas für Ihre Gesundheit und Ihre Fitness!**

Machen Zellen freiwillig Arthrose?

Wenn sich in Ihrem Körper Symptome von Arthrose zeigen – wenn Sie unter Bewegungseinschränkungen, Schmerzen, Entzündungen und Abnutzung leiden –, dann sind das sichere Zeichen dafür, dass Ihr Verdauungstrakt nicht mehr optimal funktioniert. Und in einem kranken Darm kann auch die gesündeste Nahrung nicht so verdaut, und die Nährstoffe können vom Körper nicht so aufgenommen werden, wie wir uns das wünschen.

Erst wenn die Menschen lernen, in der Medizin Symptombehandlungen von der wirklichen Heilung der Ursachen zu unterscheiden, können sogenannte chronische Erkrankungen wie die Arthrose ausheilen. In den meisten Fällen liegt die Ursache für eine Erkrankung in der Störung des Zellstoffwechsels und der Steuerungsfähigkeit der Zellen. Dabei fallen der Ort, an dem wir das Symptom finden, und der Bereich, in dem die Ursache zu suchen ist, selten zusammen. So kommt es beispielsweise häufig vor, dass bei Knieschmerzen eigentlich die Funktion der Lendenwirbelsäule blockiert ist, und Störungen in der Lendenwirbelsäule gehen oft auf einen schlecht funktionierenden Darm zurück.

Wenn die Zellen nicht gesund funktionieren, werden auch Bewegungsfähigkeit, Durchblutung und Stoffwechsel sowie andere Funktionen eingeschränkt sein. Bekannte Therapie-Konzepte wie die oben genannten und auch die Osteopathie sowie die Traditionelle chinesische Medizin (TCM) beschäftigen sich aus dieser Sicht der Dinge mit dem Wirkbereich der Bewegungsenergie in unserem Körper.

Stellt sich unser Stoffwechsel durch eine natürliche Ernährungsweise um, können wir unseren Körper effektiv unterstützen, indem wir natürliche Entgiftungs- und Ausleitungstherapien zur Darmsanierung und Entlastung von Leber und Nieren einsetzen.

Nahrungsmittel: Was macht uns gesund, was macht uns krank?

Warum finden wir auf dem Speiseplan der Ganzheitlichen Arthrose-Therapie Lebensmittel wie Bananen und Brokkoli, Hafer und Hirse, aber keine Milchprodukte wie Jogurt und Quark? Führt fleischlose Ernährung nicht auf Dauer dazu, dass dem Körper wichtige Nährstoffe fehlen? Warum ist Butter bei vielen Ernährungsexperten verpönt, bei der GAT jedoch erlaubt? All diese Fragen werden in diesem Kapitel beantwortet.

Beginnen wir mit dem grünen Tee. Was macht dieses Elixier so gesund?

Grüner Tee – eine Wohltat für den Körper

aus einem Faltblatt der Teekampagne*

„Grüner Tee ist in Asien seit Jahrhunderten als Lebenselixier berühmt. Viele japanische Familien, in denen es üblich war und ist, regelmäßig grünen Tee zu trinken, retteten nach den Atombombenabwürfen in Hiroshima und Nagasaki damit vielfach ihr Leben. Da, wo traditionell grüner Tee getrunken wurde, waren die Schäden durch

---

* Der Text dieses Kapitels wurde mit freundlicher Genehmigung der *Teekampagne Projektwerkstatt Gesellschaft für kreative Ökonomie mbH*, Pasteurstr. 6–7, 14482 Potsdam, *www.teekampagne.de*, abgedruckt.

radioaktive Strahlen erheblich geringer als in den anderen Gebieten. Die japanischen Wissenschaftler Professor Teidzi Ugai und Professor Antsi Hayashi von der Universität Kyoto haben festgestellt, dass grüner Tee gegen Strontium 90, eines der stärksten radioaktiven Isotope, wirkt. Er wirke auch gegen Krebs und Leukämie.

Das japanische Ministerium für Volksgesundheit hat festgestellt, dass die Krebsrate im Shizouko-Gebiet, wo dieser Tee angebaut und auch getrunken wird, sehr viel niedriger ist als anderswo. Im grünen Tee wurde der Wirkstoff EGCG (Epigallocatechingalit) gefunden. Außerdem wurde in Japan im Tierversuch festgestellt, dass EGCG das Tumorwachstum hemmt.

Insgesamt wurden im grünen Tee 130 Wirkstoffe erkannt. Er enthält außerdem 4-mal mehr Vitamin C als Zitronensaft und übertrifft alle Pflanzen an Vitamin-B-Gehalt. Grüner Tee wird außer zur Krebsvorbeugung und Tumorbekämpfung noch bei Bluthochdruck, Arteriosklerose, Rheuma und chronischer Hepatitis, bei Blutungen im Magen-Darm-Kanal, bei Gehirnblutungen und Altersbrüchigkeit der Haargefäße, bei Blasen-, Gallen- und Nierensteinen eingesetzt.

Bei Ruhr- und Bauchtyphus wurde im Moskauer Botikin-Krankenhaus festgestellt, dass grüner Tee besser wirkt als Antibiotika und völlig unschädlich ist. Grüner Tee wirkt zudem hervorragend im Kampf gegen Mikroben. Gurgeln mit grünem Tee wird bei Angina empfohlen. Er regt außerdem den Kreislauf an, ohne nachteilig auf das Herz zu wirken.

In der Zeitschrift ‚Natur und Heilen', Heft 1/1991, ist zu lesen, grüner Tee habe vorbeugende Wirkung gegen Arteriosklerose, wirke günstig auf den Cholesterinspiegel und enthalte hohe Anteile der Vitamine C, F, P, B_1 und B_2; er habe stimulierende Wirkung auf das Zentralnervensystem mit besonderer Bevorzugung der Großhirnrinde, wirke regulierend auf den Kreislauf und erweitere die Gefäße.

Auch wird berichtet, japanische Forscher von der Universität Osaka hätten im grünen Tee den Wirkstoff Gallocatechin entdeckt, bei dem unumstritten feststeht, dass er im Mund die Karieserreger (*Streptococcus mutans*) abtötet. Aber auch andere Krankheitserreger wie Cholera-Erreger, Typhus-Bakterien und Salmonellen würden in Mund und Speiseröhre abgetötet. Ähnliche Berichte standen auch in der britischen Fachzeitschrift ‚The Lancet'.

Professor Onishi vom Institut für Medizin und Zahnheilkunde der Universität Tokio berichtet, das Trinken von nur einer Tasse grünem Tee pro Tag habe Karies bei Schulkindern um 50 Prozent gesenkt. Gegen hohen Blutdruck und Gehirnschlag setzen Dr. Meguv, Tohoku-Universität, und Dr. Aoki, Universität Nagoya, grünen Tee ein.

Unsere Quelle dafür, dass grüner Tee durch seinen Wirkstoff EGCG tumorhemmend wirkt, ist die Zeitschrift ‚New Scientist' vom 12.11.1987, Seite 32.

Grünen Tee gibt es schon immer im Reformhaus, mittlerweile jedoch auch in Bioläden und gut sortierten Lebensmittelgeschäften und Supermärkten. Um die oben aufgeführten Wirkungen zu erzielen, sollte man den grünen Tee mit nur 70 bis 80 °C heißem Wasser aufbrühen und lediglich 60 bis 90 Sekunden – je nach Sorte – ziehen lassen. Auch der zweite Aufguss, der 3 Minuten ziehen kann, ist noch gesund und schmackhaft. Richtig aufgebrüht, ist der Tee sehr hell und schmeckt nicht bitter."

Obst spendet Energie

Obst ist ein Vitalstofflieferant der besonderen Güte. Es enthält reichlich Vitamine, Mineralstoffe, Spurenelemente sowie für unsere Gesundheit wertvolle Fett- und Aminosäuren. Zudem bewahrt es unseren Körper vor der Übersäuerung. Wichtig ist, immer frisches und reifes Obst zu verzehren. Unreife Früchte und Konserven sind Säurebildner und längst nicht so vitalstoffreich wie frisches Obst.

Das Obst, das Sie essen, sollte möglichst in heimischen Regionen gewachsen sein. Früchte wie Äpfel, Birnen, Pflaumen, Kirschen, Weintrauben (Muss ich sie alle aufzählen?), wie sie hierzulande wachsen, werden von unserem Organismus das ganze Jahr über am besten vertragen. Bei sehr sensiblen Menschen kann es vorkommen, dass Südfrüchte dem Körper das Signal geben, er befinde sich in einem wärmeren als dem tatsächlichen Klima. Andere meinen, solche Empfindungen seien überzogen, und genießen ihre reife Mango unbeschwert, selbst wenn es draußen schneit. Testen Sie selbst, was Ihnen zusagt, und beobachten Sie Ihren Körper dabei. Grundsätzlich sind Südfrüchte auch für Menschen in hiesigen Breitengraden sehr zu empfehlen. Für Diabetiker vom Typ 2 gilt es, zunächst Obstsorten mit geringem Zuckergehalt zu wählen. Nach einigen Wochen vertragen auch sie jede Frucht.

Das Angebot an Früchten ist hierzulande so reichhaltig, dass jeder sein Obstfrühstück nach Herzenslust bunt zusammenstellen kann. Wer eine bestimmte Frucht nicht verträgt, der sollte sie weglassen. Probieren Sie also einfach aus, welches Obst Ihnen bekommt.

Sie müssen sich übrigens nicht sklavisch an den Ernährungsplan der Arthrose-Selbsthilfe halten. Variationen sind durchaus erlaubt. Ein Beispiel dafür: Eine Frau, die sich nach den Regeln der GAT ernährte, vertrug anfangs kein Obst auf leeren Magen. Sie half sich zunächst, indem sie morgens Haferschleim und magenschonenden Brei aß, bis der Magen saniert war. Heute verträgt sie jede Sorte Obst.

Es schadet auch nicht, wenn Sie nach dem Aufstehen zunächst nur ein Glas angewärmtes Wasser und grünen Tee trinken und so lange mit dem ersten Obstfrühstück warten, bis der Magen sich mit Hunger meldet. Bis zum Mittag befindet sich unser Körper sowieso in der Ausscheidungsphase, die durch zu frühe Nahrungsaufnahme nur gestört wird.

Achten Sie einfach auf die Signale Ihres Körpers und hören Sie nicht auf das unsinnige Gerede, man solle doch den Tag mit einem mehr oder weniger üppigen Frühstück beginnen. Wer so handelt, weil es von ihm verlangt wird, der hat später Gesundheitsprobleme, deren Ursache er sich nicht erklären kann, zum Beispiel Arthrose und andere Zivilisationskrankheiten. Sie entsteht, weil wir nicht auf uns, sondern nur auf das hören, „was man so sagt“. Das Richtige zu wissen ist besser.

Warum Obst nur auf leeren Magen gegessen wird

Es gibt einen guten Grund dafür, warum Früchte nach dem GAT-Ernährungsplan nicht abends auf der Speisekarte stehen, sondern morgens als Frühstück auf nüchternen Magen verzehrt werden. Obst ist eine Nahrung, an die der Mensch am besten angepasst ist. Das erkennt man daran, dass es im Magen praktisch nicht verdaut werden muss. Der gut gekaute Obstbrei wird innerhalb von 20 bis 30 Minuten an den Darm weitergeleitet. Von dort gelangen seine wertvollen Bestandteile wie Fruchtzucker für die Muskelkraft, Vitamine, Mineralien, Fettsäuren und Aminosäuren (Eiweißbausteine) fast ohne weitere Verdauung direkt in die Blutbahn.

Wird Obst als Nachtisch auf vollen Magen gegessen, gelangt es nicht sofort in den Darm. Vielmehr fängt es im Magen an zu gären, wird schließlich faul und kommt später als Jauche im Darm an. In diesem Zustand sind seine Bestandteile wertlos und richten im Körper nur noch Schaden an. Darum muss Obst als Einstiegsmahlzeit auf leeren Magen verzehrt werden.

Wollen Sie mehr über das Thema wissen? Eine ausführlichere Begründung finden Sie in Harvey und Marilyn Diamonds Buch „Fit fürs Leben“ (Kapitel 7, „Richtiger Obstverzehr“; zu bestellen bei der Arthrose-Selbsthilfe).

Und was ist mit Spritzmitteln?

Können Sie sich keine Früchte aus biologischem Anbau leisten, dann laufen Sie natürlich Gefahr, mit dem Obst gesundheitsschädliche Substanzen aus Spritzmitteln aufzunehmen. Wie gehen Sie nun mit diesen Giften um? Zunächst einmal gilt: Waschen Sie das Obst mit einem marktgängigen, modernen Spülmittel oder mit pH-Tropfen (fragen Sie zum Beispiel im Reformhaus danach). Keine Angst: Die Spülmittel, die mittlerweile auf dem Markt sind, sind so sanft und gesundheitlich unbedenklich, dass davon keine Gesundheitsgefahr ausgeht. Selbstverständlich spülen Sie dennoch mit klarem Wasser gründlich nach.

So problematisch, wie die Spritzmittel häufig eingestuft werden, sind sie nach gründlicher Reinigung des Obstes laut Aussage von Helmut Wandmaker, dem Autor von „Willst du gesund sein? Vergiss den Kochtopf!", nicht. Er schreibt darüber: „Ich weiß sehr wohl, dass unser Obst mit giftigen Spritzmitteln behandelt ist. Bevor ich aber aus Angst davor kein Obst esse, nehme ich lieber in Kauf, winzige Spuren von diesen Giften, die trotz gründlicher Wäsche noch verbleiben, mitzuessen. Das Obst hilft nämlich meinem Körper, sich selbst zu reinigen, und sorgt für einen schnellen Abtransport aller Gifte und Schadstoffe, also auch solcher, die nicht über das Obst, sondern auf andere Weise in den Körper gelangen."

Also ist derjenige, der wenig oder kein Obst isst, viel stärker gefährdet, weil bei ihm die Gifte im Körper bleiben.

Gibt uns Obst genügend Kraft?

Häufig wird den Mitarbeitern der Arthrose-Selbsthilfe folgende Frage gestellt: „Gibt mir das Obst genügend Kraft, wenn ich körperlich arbeiten muss?" Die Antwort darauf ist ein eindeutiges Ja.

Bei der Renovierung eines alten Hauses habe ich selbst ein halbes Jahr lang am Bau gearbeitet. Von früh bis nachmittags um 5 Uhr gab es nur Obst und ich hatte mehr Energie, als ich zuvor erwartet hätte. Die Begründung dafür ist einfach: Fleisch nimmt dem Körper zunächst Energie für die Verdauung weg. Das macht müde und träge, wie jeder weiß. Die im Obst enthaltene Energie steht dem Körper dagegen schon ½ Stunde nach dem Verzehr zur Verfügung, man fühlt sich frisch und fit. „Ich könnte Bäume ausreißen", sagte eine Teilnehmerin der GAT, wenige Tage nachdem sie mit der Ernährungsumstellung begonnen hatte.

Also auch in diesem Fall gilt wieder: Probieren Sie es einfach aus! Sich selbst ein Urteil zu bilden ist besser als jede graue Theorie.

Täglich Salat und Gemüse frisch auf den Tisch

Salat, Gemüse, Sprossen, Keimlinge und Kräuter unterstützen unsere Verdauung und beliefern den Körper mit wertvollen Vitalstoffen. Außerdem sind sie basenbildend und wirken damit der Übersäuerung unseres Organismus entgegen.

Beim Salat denken viele von uns sicherlich zunächst an Kopfsalat, aber mit ihm allein können wir uns kaum vollwertig ernähren. Ob Möhren, Kohlrabi oder Rote Bete, Tomaten, Paprika oder Oliven, Endivien oder Chinakohl – die Zutaten für einen Salat sollten bunt gemischt sein. Täglich wechselnd und mit viel Fantasie zubereitet, entsteht mit dem Salat eine schmackhafte und vitaminreiche Komponente unseres Speiseplans, vor allem, wenn er mit Wildkräutern zubereitet wird.

Abwechslungsreich lassen sich auch die Gemüsemahlzeiten gestalten. Das Angebot an verschiedenen Gemüsearten ist groß. Nicht zu lang im Dampf gegart und mit ein wenig Gemüsebrühe, Gewürzen und Kräutern verfeinert, lässt sich aus Gemüse eine köstliches Mittagsgericht zaubern. Und Pilze sind beispielsweise ein hervorragender Fleischersatz.

Jeden Tag Pellkartoffeln?

Um sich vegetarisch vollwertig zu ernähren, brauchen Sie auf Vielfalt nicht zu verzichten. Sie müssen also nicht jeden Mittag Pellkartoffeln essen. Als Beilage zum Gemüse eignen sich auch Vollkornnudeln ohne Ei, Naturreis, Quinoa (auch „Inka- oder Perureis" genannt) und Bulgur. Doch: **Nur die Kartoffel ist basisch**. Probieren Sie außerdem vegetarische Bratlinge oder Gemüse-Bratwust aus. Der Handel hält mittlerweile ein breites Sortiment bereit. Häufig erkennen Sie am Geschmack nicht einmal mehr, ob Fleisch in einem Produkt ist oder nicht. Lassen Sie sich beraten: Ob im Reformhaus, im Bioladen, in der Drogerie oder in gut sortierten Lebensmittelläden – vegetarische Produkte gibt es in Hülle und Fülle.

Obst, Salat, Wild- und Gartenkräuter und rohes Gemüse sind die wichtigsten Speisen des GAT-Ernährungsplans. Arthrose-Kranke sollten dabei auf keinen Fall die Hirse vergessen. Sie wird – in Form von Braunhirsemehl unbedingt roh gegessen. Nur so kann sie ihre segensreichen gesundheitsfördernden Wirkungen entfalten.

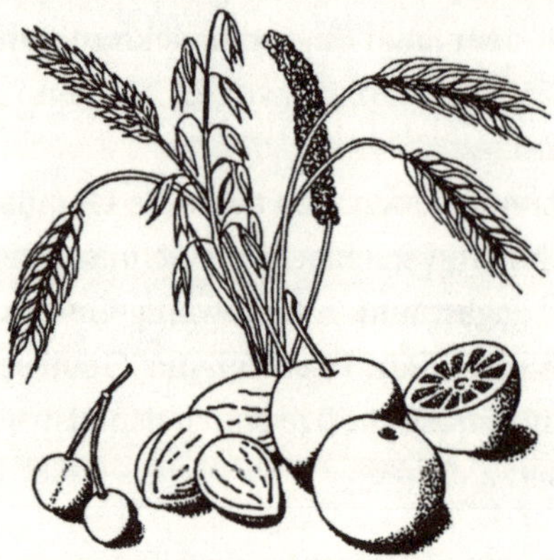

Sehet da, ich habe euch gegeben allerlei Kraut, das sich besamt, auf der ganzen Erde und allerlei fruchtbare Bäume, die sich besamen, zu Eurer Speise. (1. Mose 1,29)

Die Kraft der Hirse

Hirse ist ein sehr wichtiger Bestandteil der Ganzheitlichen Arthrose-Therapie. Sie enthält viele für den Knorpelaufbau erforderliche Elemente. Arthrose-Kranke, die sich von ihrem Leiden befreien möchten, kommen um das „gelenkfreundliche“ Lebensmittel Hirse also nicht herum. Deswegen habe ich dem folgenden Beitrag von Günter A. Ulmer in diesem Buch einen besonders großen Raum gegeben. Er dient dem besseren Verständnis der Ganzheitlichen Arthrose-Therapie. In ihm wird erklärt, wie und warum Hirse bei Arthrose hilft.

Hirse, ein Heilgeschenk der Natur*

Ein Beitrag von Günter A. Ulmer

Die Hirse gehört – wie der Hafer – zu den Rispengräsern und war ursprünglich in Ostindien heimisch. Sie zählt zu den ältesten Kulturpflanzen und wurde in Deutschland schon in vorchristlicher Zeit angebaut.

Bis vor hundert Jahren spielte die Hirse in der Ernährung eine große Rolle, geriet aber dann in Vergessenheit. So ist es dringend nötig, sich auf ihre Werte neu zu besinnen, denn sie ist **das mineralstoffreichste Getreide der Erde**. Hirse ist ein glutenfreies Produkt, frei von Kleber-Eiweiß, das aus Glutenin und Gliadin besteht.

Hirse enthält sehr viel Kieselsäure, außerdem Fluor, Schwefel, Phosphor, Eisen, Magnesium, Kalium, Zink und so weiter. Besonders reichlich sind die Vitamine der B-Gruppe B_1, B_2, B_6, Pantothensäure und Nikotinsäureamid vertreten.

---

* Der Text unter der Überschrift „Hirse, ein Heilgeschenk der Natur“ stammt aus dem Buch „Die besonderen Heilkräfte von Hafer und Hirse“ (1991) und einer Schrift aus dem Waerland-Monatsheft 4/2003 mit dem Titel „Ein Heilgeschenk der Natur, Hirse“ (beide von Günter A. Ulmer, Ulmer Verlag, Tuningen). Der Abdruck in diesem Buch erfolgt mit freundlicher Genehmigung des Autors.

Mit 59 Milligramm Kieselsäure, 6,8 Milligramm Eisen, 0,6 Milligramm Fluor, 3 Milligramm Natrium, 170 Milligramm Magnesium in 100 Gramm Hirse ist sie ein guter Mineralstoff- und Spurenelement-Lieferant. Bemerkenswert ist, dass die Mineralstoffe, Spurenelemente und Wirkstoffe in der Hirse in einer feinen, fast homöopathischen, vor allem aber organischen Form vorhanden sind, welche eine Wiedergesundung von Knochen und Knorpeln positiv beeinflussen kann. Und **gerade diese feine Form wird von unserem Organismus beziehungsweise den Körperzellen in einzigartiger Weise aufgenommen.** Unser Körper bedient sich ihrer auch insbesondere, um einseitig bestehende schlackenartige Mineralstoffstauungen rückgängig zu machen und Mineralienverluste auszugleichen.

Kieselsäure – der ganz besondere Inhaltsstoff

Kieselsäure als wasserhaltige Verbindung von Siliziumdioxid stellt eine bedeutende Ursubstanz für jeden lebenden Organismus dar. Russische Wissenschaftler haben erkannt, dass kein lebender Stoff und kein Organismus ohne Kieselsäure existieren können.

Bei Pflanzen hat die Kieselsäure vor allem eine aufbauende und stützende Aufgabe. Auch im menschlichen Körper ist die Kieselsäure ein unentbehrliches Ordnungselement. Zusammen mit Kalk übernimmt sie in erster Linie Stützfunktion – dabei gibt die Kieselsäure vor allem Elastizität, der Kalk schenkt die Festigkeit. Kieselsäure festigt das Bindegewebe, das als Gerüst den Organismus durchzieht und die einzelnen Organe umhüllt. Das Bindegewebe ist das Ur-Gewebe im Körper. Den Abschluss nach außen bildet die Haut, die uns wie ein Kieselmantel umschließt.

Der hohe Kieselsäuregehalt sorgt nicht nur für glatte und frische Haut, sondern auch für kräftiges, glanzvolles Haar. Kieselsäure und Fluor helfen darüber hinaus bei der Gesundung der Zähne und sorgen für feste Finger- und Zehennägel.

Außerdem ist Hirse nützlich bei vielen Lungenerkrankungen, Bronchialkatarrh und Asthma, denn Kieselsäure stärkt das Lungengewebe und macht es widerstandsfähig und geschmeidig. Kieselsäure aktiviert auch die körpereigene Abwehrkraft und fördert die Bildung der Phagozyten (Fresszellen), die Viren und Bakterien im Blut und im Lymphsystem vernichten.

Mit zunehmendem Alter nimmt der Kieselsäuregehalt der Gewebe ständig ab. Dies äußert sich durch Faltenbildung der Haut, Bindegewebsschwäche, Krampfadern, Hämorrhoiden, Bandscheibenschäden, Haltungsschwächen, Durchblutungsstörungen, Schwindel, Müdigkeit, Ekzeme, Zahn- und Gelenkschäden, Gelenkentzündungen, Brüchigkeit der Nägel, Schwäche der Sinne und des Nervensystems und allergische Reaktionen.

Kieselsäure ist unentbehrlich im Stoffwechsel, sorgt für Nachschub an Hormonen, reguliert den Wasserhaushalt und ist für den Austausch der Nährstoffe mitverantwortlich.

Leider essen die Menschen heute zu wenig kieselsäurehaltige Nahrung wie Hirse oder die Nahrung stammt von mineralarmen Böden, sodass der Bedarf durch die gewohnte Nahrung nicht immer gedeckt wird.

Übrigens: In ungekochter Form werden die Nährstoffe der Hirse wesentlich leichter vom Körper aufgenommen als in der erhitzten Form. Im Rohzustand konsumiert, zählt die Hirse zu den basenbildenden Getreidesorten und beugt somit der Übersäuerung und der Entmineralisierung sowie der Verschlackung vor.

Geheimtipp Vollwert-Braunhirse

Da die hartkieseligen Fruchtschalen der Goldhirse nicht genießbar sind, muss sie geschält werden. Die meisten gesundheitlich wertvollen Mineralstoffe und Spurenelemente sitzen jedoch bekanntlich in den äußeren Randschichten. Sie werden bei der Goldhirse durch den Schälvorgang vermindert.

Im Handel ist auch die Ur- oder Braunhirse erhältlich, die nicht geschält werden muss und deswegen hochwertiger ist als die von Schalen befreite Goldhirse. In den Schriften der mittelalterlichen Heilkunde wird die Braunhirse hochgelobt und heute gilt sie als Geheimtipp für alle Menschen – nicht nur im höheren Lebensalter.

Da die Braunhirse inklusive Schalen mit einer Zentrophan-Getreidemühle gemahlen wird, bleiben sämtliche Vitalstoffe in ihr enthalten. Denn in dieser Spezialmühle wird Getreide im Luftstrom so lange herumgewirbelt, bis es staubfein gemahlen und absolut trocken ist.

Die Braunhirse wird nur auf biologisch unbelasteten Böden kultiviert, die in bestimmter Fruchtfolge einen hohen Leguminosen-, das heißt Hülsenfrüchte-Anteil gewährleisten. Außerdem sind bei ihr ein boden- und umweltschonender Anbau, bedarfsgerechte Pflanzenernährung und organische Düngung Voraussetzung. Die Braunhirse wird weder geklont, genmanipuliert noch einer Hybridbehandlung oder einer Züchtung unterzogen. Durch diesen Anbau unter ganzheitlichen Gesichtspunkten bleiben ihre Inhaltsstoffe wie B-Vitamine, Pantothensäure, Eisen und Fluor in ihrer Urform enthalten.

Gemahlene Braunhirse ist wirksamer als Hirseflocken, die bei der Herstellung heiß gedämpft und stabilisiert werden. Man kann die gemahlene Braunhirse ins Müsli geben, ebenso in sämtliche kalten Flüssigkeiten (oder so essen, wie bereits auf Seite 44 beschrieben).

Auch zum Keimen sind die im Handel zum Verzehr erhältlichen Körner der Braunhirse geeignet. Das Keimen der Samen beweist, dass sie vom kosmischen Leben erfüllt sind. Durch das Ankeimen vervielfacht sich der Gehalt an Vitaminen um 400 bis 600 Prozent. Außerdem haben die Keimlinge eine hohe Enzymaktivität, welche im ruhenden Samen noch nicht vorhanden ist.

Hirse bei Knochenbeschwerden

Die Hirse kann mit ihren wertvollen Mineralien im Vollwert- und Rohkostzustand Knochenbeschwerden, insbesondere Arthrose an großen und kleinen Gelenken wie auch an der Wirbelsäule heilend beeinflussen. Natürlich sollte die Heilkraft der Roh-Hirse durch Naturkost und eine gesunde Lebensweise unterstützt werden.

Positiver Einfluss auf die Blutgefäße

Kieselsäure, die in Hirse reichlich vorhanden ist, hemmt das Fortschreiten der Arterienverkalkung. Sie bewirkt eine Entquellung arteriosklerotisch veränderter Blutgefäße und macht diese wieder elastischer. Dadurch wird die Durchblutung gesteigert und zu hoher Blutdruck wird normalisiert.

Professor Gotthard Schettler sprach schon Anfang der Achtzigerjahre davon, dass krankhafte Gefäßveränderungen „offensichtlich rückbildungsfähig“ seien. Neuerdings ist es sogar gelungen, derartige Rückbildungen mittels spezieller Röntgenverfahren nachzuweisen (Professor Hans Kaffarnik, Universität Marburg).

Hoffnung und Hilfe bei Arthrose

Bei 75 Prozent aller Menschen über fünfzig Jahre und bei 90 Prozent über siebzig Jahre können degenerative Gelenkveränderungen nachgewiesen werden. Etwa ein Viertel davon wird als „aktive Arthrose“ behandelt. Doch die Arthrose hängt nicht unbedingt mit dem Alter oder der Abnutzung zusammen. Bei der Arthrose handelt es sich um eine Stoffwechselkrankheit.

Arthrosen sind vor allem ernährungsbedingte Degenerationen. Dr. Max Otto Bruker kommt sogar zu dem Ergebnis, dass alle rheumatischen Erkrankungen ernährungsbedingt sind. Die Auffassung, dass Arthrosen der Ausdruck einer schicksalhaft bedingten Degeneration sind, ist nicht richtig.

Am meisten verbreitet sind Kniegelenkarthrosen. Die Arthrose beginnt mit einer Schädigung des Knorpelgelenks und setzt sich mit einer Entzündung und einem Anschwellen des Gelenks fort. Wegen der auftretenden Schmerzen wird die Arthrose oft mit Rheumatismus verwechselt. Durch den Nachweis von Rheumafaktoren im Blut und im Serum lassen sich die beiden Krankheitsbilder aber voneinander abgrenzen.

Bei der Degeneration passiert Folgendes: Sich im Körper ansammelnde Schlacken und Giftstoffe, die in der Regel vor allem aus einem übermäßigen Verzehr von tierischen Eiweißen und Fetten sowie von denaturierten Kohlenhydraten (Zucker und Mehl) herrühren, gelangen in den ganzen Körper und auch in die Schleimhäute der Gelenke. Dort stören sie den Stoffwechsel. Der Körper versucht, die Schadstoffe auszuscheiden, und so entstehen Entzündungen (in den Gelenken), Gichtknoten, Schuppen sowie Ausfluss. Außerdem treten dabei Fieber oder Schweißausbrüche auf.

Gelingt die Ausscheidung, geht es dem Organismus wieder besser. Deshalb sind eine umfassende Entgiftung des Blutes und der Körpersäfte sowie eine Normalisierung des Stoffwechselgeschehens durch eine Umstellung auf eine vollwertige Ernährung unumgänglich. Sie stellen eine unserer einfachsten, aber wirkungsvollsten Waffen im Kampf gegen Krankheiten dar.

In unserem Körper bauen sich die Gewebe in der Regel laufend neu auf. Es kann aber durch einen Mineralstoff- und Spurenelementmangel, der infolge einer einseitigen und falschen Ernährungsweise entsteht, zu Regenerationsblockaden der Gelenkknorpelflächen kommen; der Knorpel wird also am Nachwachsen gehindert. Dadurch tritt ein langsam zunehmender Knorpelverlust ein, der Schmerzen verursachen und zur Unbeweglichkeit der Gelenke führen kann. Regenerieren sich aber die Gelenkknorpel, so kann der Gelenkschaden vollständig repariert werden. Auf diesen Prozess hat Hirse einen sehr positiven Einfluss.

Die Hirse wird vom Organismus leicht aufgenommen. Durch ihren hohen Mineralstoff- und Spurenelementgehalt können Mängel ausgeglichen werden. Da die Vitalstoffe in der Hirse in einer ganz natürlichen Dosierung und fein aufeinander abgestimmten Mischung vorliegen, kann der Körper die Regeneration einleiten. Werden dagegen massive und konzentrierte Gaben von isolierten Mineralien gegeben, wie sie zum Beispiel in Form von Calcium- und Magnesiumtabletten erhältlich sind, tritt oft eine Verschlimmerung der Situation ein.

Hirse und Apfel helfen

Eine ernährungsbedingte Übersäuerung sollte durch Änderung der Kostgewohnheiten behoben werden. Alkalisieren kann man grundsätzlich durch Mineralien. Vor allem ältere Menschen sollten auf eine Entsäuerung ihres Blutes bedacht sein.

Hier erweist sich die Hirse als wertvoller Mineralienträger und damit als Hilfe zur Entsäuerung der Gewebe. In ihr finden sich sehr viele Wirkstoffe, von denen einige noch gar keinen Namen haben. In erster Linie ist Hirse aber reich an Mineralstoffen und Spurenelementen, darunter Calcium, Kieselsäure, Eisen, Phosphor, Kalium, Fluor sowie der Superkatalysator Magnesium. Zudem enthält sie Eiweiß, Fette und Kohlenhydrate, die unter anderem am Aufbau unseres Skeletts (Knochen und Knorpel) beteiligt sind. Mineralstoffe, Spurenelemente und Wirkstoffe liegen hier in einer feinen, fast homöopathischen Dosis vor, die ein Wiedergesunden von Knochen und Knorpeln in optimaler Weise ermöglicht. Außerdem wirkt sich Hirse sehr günstig auf das Säure-Basen-Verhältnis aus, denn ihre Mineralien helfen, den Säure-Basen-Haushalt zu regulieren.

Wie und wann Sie Braunhirse am besten zu sich nehmen, darüber finden Sie mehr Informationen unter „Das Mittagessen: Salat und Gemüse frisch auf den Tisch“, Seite 43 f. Eine leckere Zwischenmahlzeit können Sie aus *CereGran* mit 1 Banane und Hanfsamen (wenn gewünscht) zaubern (das Rezept finden Sie unter „Zwischendurch: Mandeln, Nüsse und Müsli“, Seite 52f.).

Zum Frühstück eignet sich Obst ohne alles andere. Äpfel nehmen dabei eine herausragende Stellung ein. Das in ihnen enthaltene Vitamin C spielt zum Beispiel beim Abbau eines hohen Cholesterinspiegels eine wesentliche Rolle. 1961 veröffentlichte Professor Ancel Deys, Minneapolis, eine Arbeit, nach der der Genuss von 2 Äpfeln pro Tag wesentlich dazu beiträgt, Herzinfarkt vorzubeugen. Außerdem sollen Äpfel bei Rheuma und Gicht helfen und die Aufnahme von Eisen aus der Nahrung um 50 Prozent steigern.

Vitamin C ist am Aufbau und an der Instandhaltung von Knorpelleim beziehungsweise Kittsubstanz (Kollagen) beteiligt. Die Klebemasse hält alle Zellen unseres Körpers zusammen. Sie wird gebraucht für die Entwicklung der Blutgefäße, der Knochen, der Zähne, der Gefäßwände, des Knorpels und anderer Körpergewebe. Bei Vitamin-C-Mangel werden die Gefäßwände beschädigt, wobei die Kapillaren brüchig werden. Zudem nimmt Vitamin C eine Schlüsselstellung im Abwehrmechanismus des Körpers ein und ist auch für die gute Sehkraft wichtig.

Der Körper kann Vitamin C nicht selbst herstellen. Deswegen müssen wir ihm diesen Vitalstoff mit der Nahrung zuführen. Unser Organismus nimmt dabei nur die von ihm benötigte Menge auf, den Rest scheidet er einfach aus.

Wie wichtig die Ernährung für die Gesundheit des Menschen ist, zeigt folgender Ländervergleich: Nur 10 von 100.000 Japanern erleiden einen Herzinfarkt; in der Bundesrepublik Deutschland sind es 600 von 100.000 Menschen. Die Menschen hierzulande ernähren sich häufig viel zu fett und zu eiweißreich. Die Kost in Japan dagegen ist sehr gesund. Japaner essen traditionell viele vitalstoffreiche Vegetabilien (pflanzliche Nahrungsmittel) – darunter Reis, Sojaprodukte und faserreiches Gemüse – und fermentativ, das heißt unter

Einwirkung von nützlichen Mikroorganismen (Hefen oder Bakterien) veränderte Lebensmittel wie Miso und Tempeh.

Das nationale Gesundheitsinstitut der Vereinigten Staaten hat die Bedeutung unserer Nahrung auf den Punkt gebracht: „Es erweist sich als immer klarer, dass der Risikofaktor ‚Ernährung' den Eckstein der therapeutischen und vorsorglichen Maßnahmen bildet." Und es gibt vielerlei Möglichkeiten für jeden, die Abwehr- und Selbstheilungskräfte des menschlichen Körpers durch die richtige Wahl der Nahrungsmittel zu stärken.

Möge diese Schrift dazu eine Anregung geben. Wer mehr ins Detail gehen möchte, der findet weitere Informationen in dem Buch „Ernährung mit Vernunft" von Günter A. Ulmer.

Fibromyalgie

Fibromyalgie und Arthrose haben die gleiche Entstehungsgeschichte, also dürfen sie auch in gleicher Weise angegangen werden. Hieraus lässt sich folgern, dass mithilfe der Ganzheitlichen Arthrose-Therapie (GAT) – der bewährten Selbsthilfemaßnahme bei der Arthrose – bei *Fibromyalgie* ebenfalls derart große Erfolge zu erzielen sein müssten. Zumindest die gleichen Anfangserfolge, wie uns auf Rückfrage aus dem Schwarzwald gern bestätigt wird. Das leuchtet ein, wenn wir im Internet bei „Wikipedia" nachlesen und feststellen, dass dort äußerst verwirrende Aussagen über die *Fibromyalgie* zu finden sind. Eines dürfen wir aber festhalten: Dieses neue Krankheitsbild – zumindest der Name der Krankheit ist relativ neu – erweitert das Spektrum dieses Buches ganz enorm. Es ist naheliegend, dass wir weitergeforscht haben und wir finden darauf folgende Passagen über *Fibromyalgie* (wir zitieren mit freundlicher Erlaubnis an dieser Stelle den im Jahre 2015 verstorbenen Horst Heinrich Muth, der bis zu seinem Tod eine erfolgreiche Heilpraxis mit Schwerpunkt „Arthrose und *Fibromyalgie*" im Hochschwarzwald führte):

„Unabhängig davon, was man hier im Schwarzwald und anderswo über *Fibromyalgie* immer wieder liest, halten wir beide Krankheiten im Sinne von Professor Lothar Wendt gleichermaßen für Eiweißspeicherkrankheiten. Seit Ende des letzten großen Krieges hat der Verzehr an tierischem Eiweiß so überhandgenommen, dass der Körper nicht ein noch aus weiß – er weiß nicht, wohin mit dem übermäßigen Eiweiß. Braucht er doch täglich selten mehr als 20 bis 30 Gramm davon, um Recyclingverluste des Zellstoffwechsels auszugleichen. Noch immer aber isst jeder Bürger durchschnittlich täglich 240 Gramm Eiweiß und der Körper ist nicht darauf vorbereitet, solch enorme Eiweißmengen aufzunehmen, denn Eiweißspeicher, vergleichbar den Fettspeichern auf den Hüften der Damen oder den Bäuchen der Herren, sind uns nicht bekannt. Professor Lothar Wendt nennt die Lagerstätten des Eiweißes einfach ‚Eiweißspeicher', denkt aber im Traum nicht daran, dass der Körper es notwendig hätte, Eiweiß zu bevorraten, um später darüber verfügen zu können. Nein, unsere Essgewohnheiten sind es, die dazu geführt haben, dass der Körper stetig mehr in die Notlage kommt, den Überschuss an Eiweiß so schnell wie möglich zu lagern.

Doch das Zuviel an Eiweiß, das in unserer Ernährung seit bald achtzig Jahren üblich geworden ist und das eindeutig aus dem Genuss von tierischem Eiweiß stammt (merke: mit pflanzlichem Eiweiß kann sich niemand einen Schaden zufügen!), hat dazu geführt, dass vermehrt solche Krankheiten aufgetreten sind, die man bis dato nicht oder kaum kannte. Denen schreibt man es zu, dass sie den menschlichen Körper überfordern und krank machen. *Fibromyalgie* gehört ebenso dazu wie die in diesem Buch bestens beschriebene Arthrose.

Aus diesem Grund lassen wir uns von niemandem daran hindern, beide auf die exakt gleiche Weise zu betrachten. Auch die verwirrendsten Fälle von *Fibromyalgie* kommen ganz schnell zum Erliegen, wenn die Ernährung nachhaltig umgestellt wird. Da der Leidensdruck bei *Fibromyalgie* vielleicht nicht ganz so schmerzhaft ist und damit bisweilen als weniger gravierend empfunden wird, neigen Betroffene schon einmal dazu, die Ernährungsumstellung etwas lockerer anzugehen und eher als eine vorübergehende Kur von ein paar Wochen betreiben zu wollen. Doch zeigt der Verlauf der Genesung dann bald überdeutlich, dass es durchaus lohnender ist, sich von Anfang an damit abzufinden, dass die neu gefundene Form der Ernährung – wie bei der Arthrose – als dauerhaft oder zumindest als langfristig zu betrachten ist. Dem Betroffenen muss klar sein, dass es nichts anderes als seine bisherige Ernährung gewesen ist, die den Körper über lange, lange Zeit in den Krankheitszustand – eben den der *Fibromyalgie* – geführt hat, über den er klagt, und dass der Weg zurück im Grunde nicht kürzer sein kann. Arthrose ist entstehungsgeschichtlich meist fünfunddreißig Jahre alt, ehe die Schmerzen unerträglich werden. Das Gleiche meinen wir bezüglich der *Fibromyalgie*. An schnelle Heilung ist nicht zu denken. Das sollte man mit einkalkulieren. Wer nachlässig mit der neuen Ernährung umgeht, wird in aller Regel schon bald eines Besseren belehrt. Wenn der Betroffene jedoch den Heilungsprozess schon einmal durchgemacht hat, weiß er zumindest bei jedem Rückfall in die erneute Erkrankung, was zu tun ist und wie er sich selbst helfen kann.

Doch was hat die offizielle Medizin aus dem Krankheitsbild der *Fibromyalgie* gemacht, dass sogar ein Syndrom, das *Fibromyalgie*-Syndrom, kreiert werden musste? Macht man sich solche Gedanken, ist man doch auch auf diesem Weg ganz schnell bei der Arthrose, deren Krankheitsbild von der offiziellen Medizin mit den Bezeichnungen ‚Abnutzung und Verschleiß' ebenso unrichtig wiedergegeben wird.

Der Gipfel der Verwirrung bei der *Fibromyalgie* ist neuerdings, dass irgendwer hinzugefügt hat, sie sei kein (!) Weichteilrheuma. Zu Zeiten Lothar Wendts hätte man nicht gezögert, sie dort unterzubringen. Behandelt man die *Fibromyalgie* genau so, wie man Weichteilrheuma behandelt, beziehungsweise wie man es behandeln sollte oder noch besser, wie Lothar Wendt es behandelt hat, tritt genau die gleiche Genesung ein. Stattdessen leistet man sich in der offiziellen Definition des Begriffes ‚*Fibromyalgie*' neuerdings das Verwirrspiel, dass man das Weichteilrheuma ausschließt. Unseres Erachtens erliegt man hier dem gleichen Trugschluss wie die offizielle Medizin, indem sie von jeher schon behauptet, Rheuma zum Beispiel habe mit Ernährung nichts zu tun.

‚Womit denn sonst?', kann hier die Gegenfrage nur lauten, ob es in die Denkschemata einiger Offizieller nun passt oder nicht. Wer Erfolg haben will, muss Grenzen überschreiten können. Professor Lothar Wendt konnte das. Seine Anhänger erleben noch immer, dass darin der Erfolg liegt. Lassen Sie mich in diesem kurzen Statement zur *Fibromyalgie* darauf verzichten, mich in zahlreichen Details zu verzetteln, was sicherlich geschehen würde, wenn ich auf jedes Symptom und auf jede Behandlung einginge, die man im Internet zur *Fibromyalgie* findet. Auch hier hätten wir es wieder mit etlichen Parallelen zur Arthrose zu tun, die von der offiziellen Medizin im Gefolge der Worte ‚Abnutzung und Verschleiß' dargestellt wird.

Ich will mich hier darauf beschränken, in Anlehnung an Professor Lothar Wendt noch einmal zu betonen: Beides sind Eiweißspeicherkrankheiten und sie gehören als solche auf dem Weg der Selbsthilfe mittels GAT behandelt. Alles andere hieße, sich zu verzetteln und den angestrebten Erfolg vor sich herzuschieben, noch dazu für teures Geld. Dazu muss einmal ganz klar gesagt werden: Symptome zu behandeln, auf welche Weise auch immer, bringt allenfalls die Befriedigung, etwas getan zu haben, führt aber mit Sicherheit nicht dazu, die *Fibromyalgie* aus dem Körper herauszutreiben. Was auch immer an Behandlungen vorgenommen wird – ob von der offiziellen Medizin oder von Heilpraktikern oder von Heilern, ob mit psychologischer Begleitung oder nicht –, alles ist so lange zum Scheitern verurteilt, wie die eigentliche Ursache der Krankheit nicht beseitigt wird. Die Ursache der *Fibromyalgie* (wie jedes einzelnen Symptoms im Kreis des neuerlichen *Fibromyalgie*-Syndroms) liegt darin, dass der von der Krankheit betroffene Körper über lange Zeit hinweg mit Eiweiß überfüttert wurde. Jedes Zuviel an Eiweiß rührt fast ausnahmslos von tierischem Eiweiß her. Daher kann nur dort eingespart werden. Wer glaubt, auf tierisches Eiweiß nicht gänzlich verzichten zu können, der ist nicht in der Lage, seine *Fibromyalgie* zu verlieren, der wird stets das Opfer seiner Essgewohnheiten bleiben."

Trinken, aber was?

Um den Durst zu löschen und den Flüssigkeitsbedarf des Körpers zu decken, eignet sich Wasser am besten. Darüber sind sich die Experten einig. Einige Ernährungsfachleute raten allerdings von Mineralwasser ab und empfehlen stattdessen, Wasser zu trinken, das sehr mineralstoffarm und zugleich schadstofffrei ist. Ihre Begründung: Zu hartes, mineralstoffhaltiges Trinkwasser macht uns krank. Einer der Verfechter der These **„Trinken Sie kein Mineralwasser"** ist Dr. Paul C. Bragg.

In seinem Buch „Wasser. Das größte Gesundheitsgeheimnis. Die Wahrheit über Wasser" erklärt Bragg, dass wir uns Mineralien aus Obst und Gemüse holen sollten, weil anorganische Mineralien aus Mineralwasser Körper und Gehirn nur Schaden zufügen.

Bei mir hat die Lektüre des Buchs lang vergrabenes Wissen freigesetzt. Mein Biologielehrer erklärte mir schon in der vierten Klasse, dass nur Pflanzen in der Lage sind, mithilfe von Sonnenlicht und dem Chlorophyll ihrer Blätter die in der Erde enthaltenen Mineralstoffe in biologisch verwertbare Aufbaustoffe umzuwandeln. Dieses Wissen ist bei mir nicht etwa verloren gegangen, nein, es wurde verschüttet und mit falschen Aussagen übertüncht.

Hier ein paar Auszüge aus Braggs Buch:

„Organische Mineralien sind unumgänglich, um uns lebendig und gesund zu erhalten. Würden wir auf eine unbewohnte Insel verbannt, wo nichts wächst, so würden wir den Hungertod sterben. Obwohl der Boden unter unseren Füßen 16 anorganische Mineralstoffe enthält, kann unser Körper diese nicht wirksam genug aufnehmen und verarbeiten, um unser Leben zu erhalten. Nur lebende Pflanzen haben die Fähigkeit, anorganische Mineralstoffe wie Calcium, Natrium, Magnesium und Metallverbindungen aus der Erde aufzunehmen und in ihre Zellen einzubauen.

Als ich vor einer Reihe von Jahren an einer Expedition in China teilnahm, litt ein Teil des Landes unter Dürre und Hungersnot. Mit meinen eigenen Augen sah ich arme, verhungernde Menschen Erde erhitzen und essen, da es keine Nahrung gab. Sie starben eines qualvollen Todes, da sie keinerlei Nährwert aus den anorganischen Mineralstoffen der Erde erhielten.

Seit Jahren höre ich, dass gewisse Wasser ‚reich an allen nötigen Mineralien' sind. Welche Art Mineralien sind hier gemeint? Anorganisch oder organisch? Ich wiederhole nochmals – **‚Nur eine lebende Pflanze ist in der Lage, ein anorganisches Mineral in ein organisches Mineral zu verwandeln!' …**

Mein Vater kaufte Viehfutter mit der Bezeichnung ‚Das wertvolle Mineralviehfutter'. Es sollte Calcium, Magnesium und andere wichtige Mineralsalze enthalten, jedoch alle stammten aus anorganischen Quellen: kohlensaurer Kalk, kohlensaures Magnesium und so weiter meist aus pulverisiertem Kalkstein. Aber unser Vieh weigerte sich, dieses sogenannte ‚Kraftfutter' zu fressen! Ihr unverdorbener natürlicher Instinkt hat sie davor bewahrt, den pulverisierten Kalkstein als Nahrung zu akzeptieren. …

Es besteht eine klare Trennungslinie zwischen organischen und anorganischen Mineralien. Obwohl die chemische Analyse die gleiche ist, egal ob sie in der Luft, in der Erde, in den Pflanzen oder Tieren vorkommen. Nur durch den Lebensprozess der Pflanzen werden die Bestandteile der Luft und des Bodens vitalisiert (lebendig gemacht). Nur diese Eigenschaft der Vitalität unterscheidet zum Beispiel das Eisenatom in den roten Blutkörperchen von dem in anorganischem Eisen oder in Zubereitungen aus anorganischem Eisen. **Sie können jahrelang an Eisennägeln lutschen und doch nie organisches Eisen daraus gewinnen, um Ihr Blut aufzubauen.** Essen Sie dagegen frisch gepflückte reife Brombeeren, so erhalten Sie organisch gebundenes Eisen, das von Ihrem Blut benutzt werden kann und das sich in Ihre Körperzellen einbauen lässt.

Die Anordnung der Atome, die ein Eisenmolekül bilden, ist die gleiche bei dem Eisennagel wie bei dem Eisen in den Brombeeren. Aber bei dem Eisen in den Brombeeren handelt es sich um organisches. Nur durch die wundervolle Fähigkeit der Photosynthese wandelt die lebendige Pflanze die inerten (leblosen) anorganischen Mineralien in organische Mineralstoffe um. Diese (und nur diese) kann dann der Mensch verwenden, um sich am Leben zu erhalten.

Natürlich wird der Chemiker in den Mineralien der ‚Asche' die gleichen Eigenschaften finden wie in den Mineralien aus dem Erdboden. Aber die subtilen, unwägbaren Kräfte – Lebenselektrizität – entgehen ihm. Diese können nicht durch Laborvorgänge wie Kondensation oder Extraktion isoliert werden. Das ist der Grund dafür, dass 60 bis 70 Prozent Ihrer Nahrung aus frischen, lebenden rohen Früchten und Gemüse bestehen sollte. Diese sind nämlich die großen Lieferanten der unwägbaren Kraft – der Lebenselektrizität. …

Erlösung oder zumindest Linderung von Schmerzen durch Baden in warmem Mineralwasser – jawohl! Entgiftung des Körpers durch Baden in Mineralwasser – jawohl! Aber das Trinken dieses anorganischen Mineralwassers bringt nur ernsthafte Schwierigkeiten. ...

Oft hört man Menschen sagen, dass ein gewisser Brunnen oder ein Wasser große Eisenmengen enthalten würde. Jawohl, sicher ist hier anorganisches Eisen enthalten. Aber der Körper kann das anorganische Eisen nicht verwenden – tatsächlich ist es für ihn sogar schädlich und gefährlich. Es kann zu allen möglichen Steinbildungen in lebenswichtigen Organen führen. Es kann die Gelenke verkalken und die Blutgefäße verstopfen. Ich warne nochmals: **Führen Sie Ihrem Körper keine anorganischen Mineralien zu.**"

Braggs Empfehlung bei Gicht: „Wenn diese Krankheit Sie trifft, so ist der erste Schritt zu fasten! Fasten Sie mindestens eine Woche lang mit dampfdestilliertem Wasser (warm oder kalt) ... Das Trinken großer Mengen reinen, dampfdestillierten Wassers hilft den Nieren, sich selbst zu reinigen, und verhütet oft die Bildung von Nierensteinen."

Bereiten Sie Ihr Wasser auf!

Die von Bragg empfohlene Dampfdestillation ist eine Möglichkeit, Wasser aufzubereiten und zu entmineralisieren. Die Technik der Umkehrosmose ist eine weitere. Meine Familie besitzt seit einiger Zeit eine Umkehrosmose-Anlage zur Wasseraufbereitung. Bei der Umkehrosmose wird Wasser durch eine Membran gefiltert – das Wasser kann die Membran passieren, nicht aber die Mineralsalze. Mit diesem Filter haben wir in unserem Haushalt alle Trinkwasserprobleme gelöst. Der Einkauf von stillem Mineralwasser und damit auch das lästige Schleppen von Wasserkisten entfällt. Dadurch macht sich die

Anlage nach etwa zwei Jahren bezahlt. Eine lohnende Anschaffung also. Legen Sie Belebungssteine (etwa aus Rosenquarz, Amethyst, Bergkristall …) in Ihren Wasserkrug aus Glas hinein. Die Technik hat allerdings auch Fortschritte gemacht: Es gibt mittlerweile Wasseraufbereitungsanlagen, die basisches Wasser herstellen. Osmose-Wasser hat einen leicht sauren pH-Wert. Für diese Anlagen gibt es jetzt Zubehör, das das Wasser wieder basisch macht. Informieren Sie sich hierzu im Internet.

Frucht- und Gemüsesäfte nur für Gesunde

Säfte sind gesund, das gilt allerdings zweifellos nur für gesunde Menschen. Arthrose-Kranke sollten, solange sie noch nicht völlig schmerzfrei sind, keine Säfte trinken – keine von Hand frisch gepressten und schon gar keine aus der Flasche. Warum? Säfte sind Fruchtkonzentrate, die säurebildend wirken können. Als Arthrose-Kranker brauchen Sie jedoch die ganze Frucht – inklusive der nur im Fruchtfleisch enthaltenen Fermente, die erforderlich sind, um Vitamine und Mineralien für Ihren Körper verwertbar zu machen.

Erst später, das bedeutet dann, wenn Sie die Arthrose überwunden haben, kann es sinnvoll sein, frische Obst- und Gemüsesäfte in Maßen zu trinken.

Vorurteile und Ängste – Aufklärung tut not

Leide ich Mangel, weil ich kein Fleisch esse?

Tierkrankheiten wie BSE (umgangssprachlich: Rinderwahn), Vogelgrippe sowie Maul- und Klauenseuche haben dazu geführt, dass mehr und mehr Menschen ernsthaft darüber nachdenken, sich fleischlos zu ernähren. Im Zuge der Diskussionen über die vegetarische Ernährung wird immer klarer, dass Menschen nicht unbedingt von Fleisch leben müssen. Alle darin enthaltenen Nährstoffe können sie auch pflanzlicher Kost entnehmen. Zum Beispiel ist erst kürzlich bekannt geworden, dass Vitamin B_{12}, das nach landläufiger Meinung nur im Fleisch in ausreichender Menge vorkommt, in unserem Dickdarm hergestellt wird, sofern wir mit frischer Rohkost eine gesunde Darmflora aufgebaut haben.

Wer nicht glaubt, sich rein vegetarisch und gleichzeitig gesund ernähren zu können, möge sich beim Vegetarier-Bund Deutschland (Blumenstraße 3, 30159 Hannover, *www.vegetarierbund.de*), bei der Österreichischen Vegetarier Union (ÖVU; Rossegg 41, 8045 Graz, *www.vegetarier.at*), bei der Schweizerischen Vereinigung für Vegetarismus (SVV, Niederfeldstr. 92, 8408 Winterthur, *www.vegetarismus.ch*) und der Arthrose-Selbsthilfe in Deutschland (34587 Felsberg, *www.arthroseselbsthilfe.de*) informieren. Klare Beweise für eine fleischlose Ernährung legt auch der Autor John Robbins in seinem Buch „Ernährung für ein neues Jahrtausend“, erschienen im Hans-Nietsch-Verlag, vor. Sie sollten es lesen, falls Sie auch nur den geringsten Zweifel daran haben, auf Fleisch verzichten zu können.

Und glauben Sie mir, selbst wenn Sie anfangs noch ab und zu die Lust packt, ein deftiges Stück Fleisch zu essen – das geht vorüber. Die Ganzheitliche Arthrose-Therapie sollte so lange konsequent angewendet werden, bis es Ihnen deutlich besser geht. Nach dieser Zeit, so die Erfahrung der Arthrose-Selbsthilfe, haben die meisten Menschen kein Interesse mehr an Fleisch und anderen tierischen Produkten. Dafür sind ihnen die Gefahren der Eiweißmast allzu präsent und die daraus resultierenden Schmerzen wollen sie nicht noch einmal erleben.

Die Menschen haben mit der GAT gelernt, auf den eigenen Körper zu achten, der sich schnell wieder mit Schmerzen meldet, wenn sie zu sehr von der gesunden Linie abweichen. Die Entscheidung, auch nach Ende der Ganzheitlichen Arthrose-Therapie keine tierischen Produkte zu essen, begründen sie damit, dass sie sich so viel besser fühlen – sie haben durch die GAT die Erfahrung gemacht, dass der Mensch kein Fleischesser oder Mischköstler ist.

Pilze – die Alternative

Was in tierischen Produkten (Fleisch, Fisch, Milch und Milchprodukten) enthalten ist, wird dem Körper auch mit Pilzen – allein oder in Kombination mit Obst und Gemüse – in ausreichender Menge zugeführt. Der Gehalt an einigen Vitaminen und Mineralien ist in Pilzen sogar höher als im Fleisch.

Ein wichtiges Argument für Pilze ist die Tatsache, dass die Vorstufen von Vitamin D (Ergosterin und Ergosterol) nur in Fleisch und eben auch in Pilzen vorkommen! Weder Obst noch Gemüse enthalten diese Vitamin-Vorstufen! Vitamin D ist für den Knochen- und Knorpelaufbau in Verbindung mit Calcium, Phosphor und Vitamin C sehr wichtig!

Hilfe, ich werde zu dünn!

„Hilfe, ich werde zu dünn!“, nicht nur einmal hat mich ein Anruf mit dieser Botschaft erreicht. Das ungute Gefühl der Betroffenen ist nur allzu verständlich, wenn auch unbegründet. Am Anfang wird der Gewichtsverlust, der sich nach der Ernährungsumstellung gemäß GAT einstellt, noch als angenehm empfunden, denn die meisten kämpfen eher mit einem Zuviel als mit einem Zuwenig an Pfunden. Sinkt das Gewicht dann aber immer weiter, kann bei einigen Menschen schon manchmal Angst aufkommen.

Mir ging es auch so, als ich mehr als 10 Kilogramm abgenommen hatte und das untere Ende noch nicht erreicht war. Aber bei 66 Kilogramm war dann Schluss. Mein Körper hatte den angesammelten Ballast abgeworfen und, wie ich glaubte, sein Wunschgewicht erreicht. Keine Hose passte mir mehr und meine Frau nähte sie alle enger. Das allerdings war ein Fehler, denn die leer gewordenen Speicher füllten sich wieder, diesmal wohl mit hochwertigeren Reserven. Mein Idealgewicht lag nun einmal bei 75 Kilogramm, und das habe ich damals auch wieder erreicht, und zwar ganz ohne die zugeführte Nahrungsmenge zu ändern.

Sehen Sie also nicht ständig auf die Waage, sondern fragen Sie Ihren Körper, wie er sich fühlt. Bei der von der Arthrose-Selbsthilfe empfohlenen Nahrung sind Sie tagsüber frisch und fit. Kritisch auf Ihr Gewicht schauen müssen Sie nur dann, wenn Sie vor Schwäche zusammenbrechen oder im Stehen einschlafen. Dazu wird es jedoch nicht kommen, denn die im abwechslungsreichen GAT-Ernährungsplan aufgeführten Speisen versorgen Sie mit Energie in ausreichender Menge.

Auch wer am Anfang kein Übergewicht hat, wird zunächst abnehmen. Selbst größere Nahrungsportionen können daran nichts ändern. Aber seien Sie beruhigt: Ihr Körper ist dennoch ausreichend versorgt, sofern Sie sich an den Ernährungsplan halten. Lassen Sie ihm die Freiheit, sich auf sein Idealgewicht einzupendeln. Ein Jo-Jo-Effekt im positiven Sinne.

Milch ist doch gesund oder etwa nicht?

Am besten, Sie vergessen jetzt alles, was Sie bisher über die vermeintlich „gesunde" Milch wissen beziehungsweise erfahren haben. Wer gesund ist, der kann Milch trinken, aber wir sind nicht gesund: Wir haben Arthrose und in diesem Fall gilt eine ganz andere Sicht der Dinge. Bitte lesen Sie in diesem Kapitel, was ich zum Thema „Milch" aus der Literatur zusammengetragen habe.

Belassen Sie es aber nicht dabei, lediglich die Auszüge zur Kenntnis zu nehmen. Die vollständige Lektüre der Bücher, die ich im Folgenden vorstelle, lohnt sich auf jeden Fall. Allen voran empfehle ich die Ratgeber „Fit fürs Leben“ und „Fit fürs Leben 2“ von Harvey und Marilyn Diamond (zu bestellen bei *www.arthrose-selbsthilfe.de*). Sie sind Pflichtlektüre für jeden Arthrose-Kranken und dürfen auf Ihrem Einkaufszettel nicht fehlen.

In ihrem zweiten Buch legen die Autoren nachvollziehbar dar, dass es rundweg falsch ist, zu behaupten, wir könnten unseren Eiweißbedarf ohne Milch nicht decken, und sie erläutern, dass Fleisch und Milch nicht für uns bestimmt sind. Wenn wir die Milch nicht an der Mutterbrust getrunken hätten, schreiben sie, sei es jetzt zu spät dazu. Tatsache sei außerdem, dass der größte Teil der Erdbevölkerung auf Kuhmilch mit Krankheitssymptomen reagiere *[Verweis auf einen Bericht von John Dreyfuss in der „Los Angeles Times“ vom 18. 9. 1984: ‚Mehrzahl ist allergisch gegen Milch‘].* Zu viele Gefahren steckten in der Milch und in Milchprodukten. Milch erzeuge beispielsweise einen dicken, zähen Schleim, der das gesamte Innenleben überziehe und das Atmungssystem verklebe. Heuschnupfen, Asthma, Bronchitis, Schleimhautentzündung und Mittelohrentzündungen seien die Folge, aber auch Allergien und Herzkrankheiten, Migräne sowie Darm- und Prostatakrebs. Zudem verschlimmerten sich Magen- und Darmgeschwüre durch Milchverzehr. Außerdem seien Milch und Milchprodukte die **Hauptverursacher von Osteoporose**. Die Wahrheit werde hier von der Milchindustrie verdreht, was viele Forschungsergebnisse bewiesen. Erst wenn man die Ursache von Calciumabbau beseitige, sei die Zufuhr von Calcium nutzbringend. Durch Säure werde Calcium im Knochen abgebaut und Säure entstehe durch den Genuss von Tabak, Alkohol, Koffein, Limonaden, Salz, tierischem Eiweiß und allen Tierprodukten, Phosphaten und sogar durch säurehemmende Tabletten. **Osteoporose kann also nicht auf Calciummangel in der Ernährung zurückgeführt werden, sondern ist die Folge von Übersäuerung.** Und: Wer sich natürlich und vollwertig ernährt, hat keinen Calciummangel, darauf weisen die beiden Autoren hin.

Fahren wir fort mit einer weiteren Kernaussage zum Thema „Milch". In „Fit fürs Leben", ihrem ersten Buch, widerlegen Harvey und Marilyn Diamond das häufige Vorurteil, dass wir den gesundheitlich wertvollen Mineralstoff Calcium nur mit Milch und Milchprodukten in ausreichender Menge aufnehmen können. Sie schreiben: „Tatsächlich enthalten alle grünen Blattgemüse und alle rohen Nüsse Calcium. Und **roher Sesamsamen** enthält mehr Calcium als irgendein anderes Nahrungsmittel auf dieser Welt (1500 Milligramm auf 100 Gramm)."

Wichtiger Hinweis!

Zu dem Buch von Harvey und Marilyn Diamond muss ich eine grundsätzliche Anmerkung machen, die auf viele Bücher zutrifft. Die Diamonds waren nicht an Arthrose erkrankt und ihre Bücher „Fit fürs Leben" und „Fit fürs Leben 2" richten sich nicht speziell an Arthrose-Kranke. So sehr mir ihre Bücher auch halfen, Verständnis dafür zu finden, wie falsch ich mich ernährt hatte, so konnte ich doch die Mehrzahl ihrer Rezepte nicht übernehmen. Den von den Autoren befürworteten Sauerrahm beispielsweise, kann ich Arthrose-Kranken in den ersten 3 Monaten nach der Ernährungsumstellung auf gar keinen Fall empfehlen. Eine Hilfe bietet hier das Büchlein „Säure-Basen-Balance" von Professor Dr. Jürgen Vormann (zu bestellen über die Arthrose-Selbsthilfe).
Wie die Ratgeber von Harvey und Marilyn Diamond müssen auch alle anderen Bücher kritisch daraufhin untersucht werden, ob deren Aussagen mit dem Tagesplan der GAT übereinstimmen. Dieser Plan ist ein Konzentrat aus vielen Büchern – insbesondere aus Lothar Wendts „Die Eiweißspeicherkrankheiten" –, aus Hinweisen und aus eigenen Erfahrungen, die alle dem Grundgedanken folgen: Eiweißspeicher abbauen, Säurebildung vermeiden, basisch leben und dem Knorpel so die Gelegenheit geben, wieder zu wachsen.

Die Calcium-Lüge

aus dem Buch „Unsere Nahrung, unser Schicksal" von Dr. med. Max Otto Bruker (emu-Verlag, Lahnstein)

„Der Murks mit der Milch nimmt kein Ende. Nein, nicht nur die Milch, sondern auch vollmundige Worte werden vom Verbraucher geschluckt. Da wird die minderwertige H-Milch als ‚absolut vollwertig' bezeichnet. Die ‚leichte Verdaulichkeit' wird gelobt, ebenso die ‚Keimfreiheit'. Der Verbraucher vermag nicht zu erkennen, dass er gefährlichen Werbeaussagen der Milchindustrie aufsitzt. Insider wissen natürlich, dass H-Milch im Sinne des Ernährungsforschers Kollath (‚Lasst die Nahrung so natürlich wie möglich') getrost als tote Nahrung bezeichnet werden darf. Sie ist tot wie eine Leiche, die man sicherheitshalber noch mal erschossen hat."

Dem aufmerksamen Leser wird auffallen, dass Dr. Bruker zu radikalen Formulierungen neigt, wenn es um die Milch geht. Gegen die falschen Werbeaussagen hat er leider stets vergebens gekämpft. Inzwischen besteht die Hoffnung, dass immer mehr Menschen sich selbst informieren und sich ihre eigene Meinung bilden. Dazu soll dieses Buch einen Beitrag leisten.

Industriemilch macht uns krank. Die Schädlichkeit nicht naturbelassener Milch

aus dem Buch „Unsere Nahrung, unser Schicksal" von Dr. med. M. O. Bruker (emu-Verlag, Lahnstein)

„Die Milchwirtschaft wirbt auf unlautere Art mit Gesundheit. Gerade die geht aber durch den weißen Saft bei vielen Menschen verloren.

Meine ärztliche Erfahrung zeigt, dass etwa ein Drittel der Kleinkinder empfindlich auf Kuhmilch reagiert. Ständige Infektanfälligkeit, dicke Mandeln, ‚Rotznasen', sogenannte Allergien, Neurodermitis, Ekzeme und Heuschnupfen sind die Folge. Wird die Milch weggelassen, tritt Besserung ein.

Auch bei Erwachsenen ist der Verzehr von artfremdem tierischem Eiweiß von Nachteil. Kuhmilch wird gern als ‚unverzichtbare' Calciumquelle beworben. Angeblich können Vegetarier ihren Calciumbedarf ohne Milch nicht decken. Dieses stimmt natürlich nicht, denn alle Lebensmittel – Getreide, Gemüse, Obst, Nüsse – enthalten Calcium.

Es ist die Milchwirtschaft, die den Stoff Calcium benutzt, um für die Milch die Werbetrommel zu rühren. Da bekannt ist, dass die Härte unserer Knochen auf der Einlagerung von Kalksalzen beruht, die Knochenbrüchigkeit ebenso wie alle Erkrankungen des Bewegungsapparates durch Calciummangel zunehmen, wird die calciumreiche Milch als ‚unverzichtbare Calciumquelle' beworben. Es wird dabei der Eindruck erweckt, als ob die zahlreichen anderen Lebensmittel, die wir täglich zu uns nehmen, nicht genügend Calcium enthielten.

Das Gegenteil ist allerdings eher der Fall: Wer sich vitalstoffreich ernährt, deckt nicht nur seinen Calciumbedarf, sondern führt sich mehr davon zu, als er pro Tag benötigt. Wenn also in der Milchwerbung der Eindruck erweckt wird, der Mensch könne seinen Calciumbedarf ohne Milch nicht decken, werden lediglich wirtschaftliche Interessen bedient. Die Aussage an sich ist falsch. Und über diese Tatsache sollte jeder Mensch aufgeklärt sein."

Milch ist kein geeignetes Lebensmittel

Hans-J. Peters, Begründer der Vegan-Bewegung in Deutschland, Österreich und der Schweiz, schreibt im „Lebenskunde-Magazin" 5/89:

„Ich muss der Behauptung, Milch und Milchprodukte seien wertvolle lebendige Nahrung, auf die wir nicht verzichten können, entschieden widersprechen. Eine Kombination aus roher Pflanzenkost mit Milch und Milchprodukten entwertet die Sonnenkost. Wer reine Sonnenkost zu sich nimmt, ohne Tierprodukte, strahlt gesunde Energie aus. Nimmt er aber Milch und Milchprodukte zu sich, so schwächt sich das Energiefeld stark ab. Offensichtlich braucht der Verzehr von Milchprodukten mehr Energie, als daraus gewonnen wird. Deshalb kann Milch nicht als geeignetes Lebensmittel benannt werden. Es beginnt schon damit, dass die schwangere Frau ihr ungeborenes Kind schädigt, indem sie wegen des Calciumaberglaubens viel Milch und Milchprodukte zu sich nimmt. Das ungeborene Kind wird bereits mit Eiweiß überfüttert, wird zu groß und kann nicht mehr natürlich entbunden werden. Wer sowohl körperlich als auch psychisch gesund leben will, sollte sich von Tierprodukten trennen."

Wer jetzt noch Zweifel daran hat, ohne Milch auskommen zu können, der möge sie getrost weiterhin trinken. Er kann sich dann allerdings nicht beschweren, wenn die Ganzheitliche Arthrose-Therapie (GAT) keine Wirkung zeigt.

Pflanzliche Alternativen

Wer auf seine gewohnte Milch partout nicht verzichten kann, für den gibt es pflanzliche Alternativen. Als Ersatz für Milch von Kuh und Co. empfiehlt die Arthrose-Selbsthilfe Kokosmilch (nur diese ist basisch). Alle ähneln der Kuhmilch im Aussehen. Fragen Sie danach im Reformhaus, im Naturkostladen oder in Lebensmittelläden, in denen viele vegane Produkte angeboten werden.

Bemerkungen zum Abschluss dieser Literaturrecherche

Ich erkläre ausdrücklich, dass ich nicht gegen die Milch produzierende Landwirtschaft eingestellt bin, wohl aber für die Gesundheit der an Arthrose erkrankten Leserinnen und Leser eintrete. Wer gesund ist, kann auch weiterhin Milch trinken. Wenn aber Krankheiten sich häufen wie Schnupfen, Erkältungen, Grippe, Allergien und eben Arthrose, dann ist es angesagt, Milch und Milchprodukte zu meiden. Meist verschwindet mit dem Milchkonsum auch die Neigung, allzu oft krank zu werden.

Cholesterin ist besser als sein Ruf

Was für die Milch gilt, trifft auch auf das Cholesterin zu. Wirtschaftlichen Interessen haben wir es zu verdanken, dass sich das Vorurteil des schädlichen Cholesterins hartnäckig hält. Lesen Sie hierzu die beeindruckenden Aussagen von **Dr. med. Walter Hartenbach** in seinem Buch **„Die Cholesterin-Lüge – Das Märchen vom bösen Cholesterin"** (Herbig-Gesundheitsratgeber):

„Schon mein alter Freund Max Otto Bruker sagte: ‚Alles, was Sie über die Schädlichkeit der Butter hören, ist nichts weiter als Margarine-Reklame.' Und in der Tat kämpft die Wissenschaft vergeblich gegen die falsche Darstellung des Cholesterins durch die Margarine- und Pharmaindustrie. Eindeutig fehlt das Wissen – und das betrifft nicht wenige der akademisch gebildeten Ärzte – um die Bedeutung des Stresshormons Cortisol, das sich aus Cholesterin entwickelt und alle wesentlichen Stoffwechselvorgänge steuert." In seinem Buch führt Hartenbach mehr als 80 stichhaltige Veröffentlichungen und eigene Beobachtungen an, die helfen sollen, mit dem Vorurteil vom „bösen" Cholesterin aufzuräumen.

Denn in Wirklichkeit ist Cholesterin ein wertvoller Baustein des Körpers und in jeder Form gesundheitserhaltend und ohne Einfluss auf die Entwicklung von Arterienverkalkung und Herzinfarkt, für die nicht die geringste wissenschaftliche Basis vorliegt. Vielmehr ist die Substanz am gesamten Stoffwechselgeschehen, am Eiweiß-, Hormon-, Elektrolyt- und Vitaminhaushalt sowie an der Freisetzung aller energetischen Substanzen beteiligt. Die Senkung des Cholesterinspiegels mit Medikamenten ist gefährlich, senkt die Lebenserwartung, macht impotent und sexuelle Unlust, ist oft sogar tödlich, löst Infarkte aus und erhöht das Krebsrisiko, denn Krebskranke haben einen extrem niedrigen Cholesterinspiegel. Wegen des Einflusses auf die Vitamin-D-Produktion ist die Senkung des Cholesterinspiegels auch von nicht geringem Einfluss auf die Entwicklung einer Osteoporose. Über solche und andere Fakten klärt Professor Hartenbach seine Leser auf.

Nichtsdestotrotz fordern von der Industrie bezahlte Zweckwissenschaftler (wir nennen sie „Mietmäuler"), die Lipid-Liga und Arteriosklerose-Stiftungen die ständige Überprüfung der Cholesterinwerte von Jugend an. Laut Hartenbach liegt der Höhepunkt des von der Industrie gesteuerten Unsinns in der Behauptung, 80 Prozent der Bevölkerung seien cholesterinkrank und mit Cholesterin-Senkern zu behandeln.

Meine Empfehlung: Lesen Sie das Buch „Die Cholesterin-Lüge" und überzeugen Sie sich selbst. Machen Sie sich in puncto Cholesterin nicht zum Angst-Opfer von Meinungsmachern. Lernen Sie stattdessen, dem Stress im Privatleben und bei der Arbeit sinnvoll zu begegnen.

Nahrung für die Seele

Die Ganzheitliche Arthrose-Therapie (GAT) ist erst dann ganzheitlich, wenn wir unsere Seele und den Geist mit einbeziehen. Aber wie machen wir das? Schwierig erscheint das vor allem deswegen, weil die meisten von uns bisher nur materiell gedacht haben. Was wir nicht sehen, messen und greifen können, das gibt es für die meisten von uns nicht. Gibt es das aber wirklich nicht? Niemand wird bestreiten, dass er eine Seele hat. Kann man sie anfassen? Nein, natürlich nicht – aber dennoch kann sie krank werden.

Dass nicht nur falsche Ernährung, sondern auch eine Krankheit der Seele Gelenkschmerzen auslösen kann, ist mir lang nicht bewusst gewesen. Als dann aber ein Mitglied des Arbeitskreises der Arthrose-Selbsthilfe so heftige Schmerzen in den Hüftgelenken bekam, dass der Mann fast bereit war, sich operieren zu lassen, weil er den Schmerz nicht mehr aushielt, wurden wir auf diese Problematik aufmerksam. Hatte der Mann doch all sein Wissen über die richtige Ernährung seit Jahren bedingungslos im Alltag angewendet. In Lahnstein zum Gesundheitsberater ausgebildet, gab es für ihn keinen einzigen Punkt, den er nicht beherrscht hätte. Erkennen zu müssen, dass all das nicht half, ließ die Mitglieder der Arthrose-Selbsthilfe damals an der Vollkommenheit der GAT zweifeln, obwohl zahlreiche Erfolgsberichte vorlagen und ständig neue hinzukamen.

Dass dieser Mensch letztlich doch noch rechtzeitig vor der Operation auf den richtigen Weg geleitet wurde, sehe ich als eine glückliche Fügung an. Ein Vortrag über Bioenergetik war der Auslöser dafür. Er brachte den Einstieg und das Verständnis für geistiges Heilen, für das Heilen der Seele.

Bei vielen Menschen ist das Thema der kranken Seele mit einem Tabu belegt. Zu schnell wird es abfällig beurteilt, aber das liegt am fehlenden Wissen und an den Vorurteilen, die vorschnell gebildet werden.

Wenn wir ein seelisches Problem mit uns herumtragen, wenn uns etwas „auf der Seele liegt“ und wenn wir nicht bereit sind, eine solche Last abzulegen, sie uns abnehmen zu lassen oder uns bewusst zu werden, dass sie uns zu sehr bedrückt, dann kommt es früher oder später zu einem Ausbruch, einem Schaden im körperlichen Bereich. In solchen Fällen spricht die Seele zum Körper: „Mach du mal etwas, auf mich hört niemand.“ Lang genug hat sie versucht, dem Geist zu sagen, dass etwas nicht in Ordnung ist. Diese Signale sind aber so leise, so schwach, dass wir sie überhört haben. Vielleicht wollten wir auch nicht darauf hören, weil es uns nicht in den Kram passte, da wir gerade mit etwas „Wichtigerem“ beschäftigt waren.

Es gibt viele Gründe, warum unsere Seele leidet. Denken wir nur an den Ärger, der von außen kommt. „Das macht mich krank“, sagt jemand, der von Mitmenschen seelisch gepeinigt wird oder dem ein Problem nicht lösbar erscheint. Beispielsweise kann Mobbing schwere Schäden verursachen und das sowohl im seelischen als auch im körperlichen Bereich.

Was dabei im Körper passiert, wird klarer, wenn wir uns einen Ausspruch vor Augen führen, den wohl jeder von uns schon einmal benutzt hat: „Jetzt bin ich aber sauer", sagen wir, wenn wir wütend sind. Und in diesen Momenten wird tatsächlich Säure frei, die jedoch nichts mit unserem Essen zu tun hat und die den Körper und insbesondere die Gelenke dennoch schädigen kann – gerade so wie eine falsche Ernährung.

Es lohnt sich also, der Frage nachzugehen, warum wir überhaupt krank werden. Zu sagen, man könne nichts dafür, es sei Schicksal, man müsse sich damit abfinden, bringt uns nicht voran. Ganz sicher hat jede Krankheit eine Ursache, die wir nur finden müssen. Zugegeben, einfach ist das nicht. Wir müssen lernen, uns zu informieren und die Verantwortung für unsere Krankheit zu übernehmen. Diese Verantwortung kann auf keine andere Person übertragen werden. Auch nicht auf den Arzt. Er kann eine wertvolle Hilfe sein, denn er hat vieles von dem, was wir noch nicht wissen, schon gelernt. Aber gesund werden können wir nur selbst – und alles kann der Arzt auch nicht wissen.

Sie, liebe Leserinnen und Leser, sind sicherlich auf dem richtigen Weg, wenn Sie dieses Buch lesen. Darüber hinaus gibt es andere wertvolle Bücher – einige finden Sie im Anhang – und eine weitere Fundgrube für Informationen ist das Internet. All das ist eine große Hilfe, um Antworten auf Fragen zu finden.

Hintergründe: Eiweiß – die Ursache des Übels

Heilen kann eine Krankheit nur, wer die Ursache kennt. Ist die Ursache bekannt, ist das Wort „unheilbar" kein Thema mehr. Nachdem ich das Buch von Professor Dr. Lothar Wendt „Die Eiweißspeicherkrankheiten" gelesen hatte, kannte ich die Ursache für meine Arthrose und damit auch die Lösung für mein Problem. In dem folgenden Beitrag erklärt Norbert Messing die Zusammenhänge zwischen Eiweißüberschüssen in der Nahrung und Zivilisationskrankheiten wie Arthrose. Der Autor bezieht sich dabei ganz konkret auf das Buch von Lothar Wendt.

Der Eiweiß-Mythos – Zivilisationskrankheiten vom Speisezettel*

Ein Beitrag von Norbert Messing

Warum und auf welchen Wegen wirken eigentlich naturheilkundliche Verfahren bei schweren körperlichen Krisen oft richtiggehende Wunder – denken wir zum Beispiel an Heilfasten, Aderlass, Entsäuerungskuren oder bestimmte alternative Ernährungsformen? Ein einleuch-

* Der Text für das Kapitel „Der Eiweiß-Mythos – Zivilisationskrankheiten aus dem Speisezettel" stammt aus einem Bericht von Norbert Messing, der unter

tendes, geradezu geniales Deutungsmuster dafür hat vor nun gut fünfzig Jahren Professor Dr. Lothar Wendt (1907–1989) vorgestellt. Die Forschungen des Frankfurter Klinikers werden bis heute in der Fachwissenschaft allerdings ignoriert, obgleich niemand das dabei entwickelte Modell jemals zu widerlegen vermochte. Die Kollegen zogen und ziehen es ganz einfach vor, auf den herkömmlichen, ausgetretenen Pfaden weiterzumarschieren – oder auf der Stelle zu treten. Auf einen richtigen Durchbruch wartet man bei Herz-Kreislauf-Leiden oder Krebs, Rheuma und Diabetes nun schon, immer wieder enttäuscht, seit vielen Jahrzehnten. Vielleicht liegt dies daran, dass beispielsweise im Falle der Arteriosklerose tatsächlich der falsche Feind, nämlich die Fette statt der Proteine, ins Visier gerieten? Die Frage muss erlaubt sein. Denn „Entdeckungen" wie die momentan viel gerühmte sogenannte mediterrane Kost (oder besser noch: Kreta-Diät) enthalten zwar oft reichlich Fett, sind aber ausgesprochen eiweißarm – und schützen vielleicht eben aus diesem Grund so zuverlässig vor Herz-Kreislauf-Leiden und anderen chronischen Erkrankungen.

Die Überzeugung, uns mit viel Eiweiß etwas Gutes zu tun, ist tief verwurzelt. Deshalb ist der Anteil an Eiweiß in der Kost der Wohlstandsländer grotesk überdimensioniert.

Wie alles begann

Berlin, Charité. Im Jahr 1932 arbeitet der Doktorand Lothar Wendt an einem diffizilen Problem. Weshalb, so seine Fragestellung, tragen Fettleibige ein deutlich höheres Risiko für Thrombosen und Embolien? An Probanden für entsprechende Untersuchungen fehlt es

---

dem gleichen Titel in der Zeitschrift „Natur & Heilen. Die Monatszeitschrift für gesundes Leben", Heft 1/2004, erschienen ist. Der Abdruck in diesem Buch erfolgt mit freundlicher Genehmigung des Verlages. Probeexemplare sind erhältlich beim Verlag NATUR & HEILEN, Nikolaistraße 5, D-80805 München, Tel.: 00 49 (0) 89/38 01 59 10, Fax: 00 49 (0) 89/38 01 59 16, *www.naturundheilen.de*, E-Mail: *natur-und-heilen@t-online.de*.

nicht. Auffällig erscheint bei den Betroffenen vor allem das Blut. Es ist nicht nur durch das übermäßig vertretene Fett zähflüssig, sondern enthält auch einen enormen Eiweißüberschuss – und eben dieser bisher nur beiläufig wahrgenommene Faktor muss es eigentlich sein, der den Strom des Lebenssaftes oft bedrohlich ins Stocken bringt. Warum gilt Wendts besondere Aufmerksamkeit speziell den Proteinen und nicht dem Fett? Bei allen Gerinnungsfaktoren im Blut, jenen Komponenten also, die das Leichtflüssige und Geschmeidige fest und sperrig werden lassen, sind ausnahmslos Eiweißkörper im Spiel. Sollte es möglich sein, dass all den so einschneidenden Veränderungen ein bis dahin unerkannter, unbeachteter Zusammenhang zugrunde liegt, in dessen Mittelpunkt die Verwertung von Eiweiß im Körper steht? Dies ist originell, aber auch ein wenig ketzerisch gedacht. Denn damals wie später richtet die Fachwissenschaft ihr Augenmerk in dieser Hinsicht praktisch ausschließlich auf das Fett beziehungsweise Cholesterin.

Aber noch ein weiteres Indiz spricht für Wendts Eingebung. Auf Nachfrage zeigten alle untersuchten Risikopatienten eine besonders ausgeprägte kulinarische Leidenschaft für Fleisch: Solche Speisen essen sie durchweg „am liebsten und meisten“.

Jedem von uns hat man von Kindesbeinen an beigebracht, wie entscheidend Eiweiß für Gesundheit und Gedeihen ist. Protein gilt als der wichtigste aller Nährstoffe. Vegetarier wurden und werden eindringlich vor Defiziten durch Fleischverzicht gewarnt – ganz zu Unrecht, wie sich herausstellte. Das Gegenteil ist nämlich der Fall: Der „Eiweiß-Mythos“, von der mächtigen Agrarlobby genährt, fordert bis zum heutigen Tag Millionen Opfer. Dies zeigt eindrucksvoll das von Professor Wendt entwickelte Konzept der „Eiweißspeicherkrankheiten“. Es bietet schlüssige Erklärungen für die eigentlichen Ursachen der großen chronischen Leiden und zeigt einen leicht gangbaren Weg für jedermann, wie diese ganz ohne Medikamente besiegt werden können.

Denkfehler der Experten: Eiweiß ist nicht gleich Eiweiß

Warum kam man dem Eiweiß als krank machendem Faktor bislang „offiziell“ nicht auf die Spur? Vor allem deshalb, weil nicht zwischen tierischem und pflanzlichem Eiweiß differenziert wird. Hätte man in den Statistiken streng getrennt und das tierische Protein aufs Korn genommen, wären bestimmte Zusammenhänge wie die Häufung von Herzinfarkten, Hirnschlägen, Diabetes und Rheuma zwangsläufig aufgefallen. Stattdessen hieß es jahrzehntelang: Der Eiweißkonsum ist annähernd konstant geblieben oder steigt allenfalls moderat an, kann also mit der Zunahme der Arteriosklerose nichts zu tun haben.

Tatsächlich jedoch hatte sich etwas Dramatisches abgespielt. Denn innerhalb der aufgenommenen Gesamtmenge an Protein waren gravierende Verschiebungen eingetreten. Nach dem Zweiten Weltkrieg stieg innerhalb von wenigen Jahren „der Verzehr tierischen Eiweißes um 80 Prozent“ an, verdrängte also zu großen Teilen das weniger problematische Eiweiß aus Früchten, Kartoffeln, Getreide, Gemüse und Ähnlichem. Proteine, das müssen wir uns immer wieder vor Augen führen, sind die komplexesten aller Nährstoffe. Der Körper muss einen enormen Aufwand betreiben, um sie zu verwerten. Einen Teil davon entsorgt er sicherheitshalber sogar gleich über den Harnstoffzyklus. Auf die Verdauung von tierischem Eiweiß verwenden unsere Stoffwechselkräfte am meisten Energie und auch Zeit (etwa doppelt so viel wie bei kohlenhydratbetonter Kost) und es entstehen dabei viele problematische Zwischenprodukte und vor allem Säuren.

Pflanzen dagegen weisen ein „unvollständiges“ Spektrum an Aminosäuren, den Bausteinen der Proteine, auf. Der Körper kann deshalb daraus – mit einigen Ausnahmen – nicht annähernd so viel körpereigenes Eiweiß direkt aufbauen wie aus tierischem. Deshalb meinte man lange Zeit und meint es noch, letzteres sei dem pflanzlichen überlegen. Das war naheliegend und doch falsch gedacht, wie der Umstand der Eiweißspeicher-Krankheiten zeigt. Tierisches Eiweiß wird fast vollständig im Körper verwertet und füllt die Eiweißspeicher in kürzester Frist – bis nichts mehr zwischen Kapillaren und Organ-Funktionszellen geht.

Pflanzliches Eiweiß beziehungsweise die darin enthaltenen Aminosäuren werden nur in bescheidenem Umfang – eben so, wie es die Natur für uns vorgesehen hat – in die Körpergewebe eingebaut, eine streng vegetabile Kost (vegane Ernährung, Rohkost-Diätformen) kommt deshalb dem Ideal des Eiweißfastens zur Selbstbehandlung und Vorbeugung der wichtigsten Zivilisationsleiden sehr nahe.

Fakt ist: Die Überzeugung, uns mit viel Eiweiß etwas Gutes zu tun, ist tief verwurzelt. Bei Ärzten, Forschern, Gesundheitserziehern und Laien hat sich deshalb eine „Viel- und Tiereiweiß-Mentalität" (Professor Henry C. Sherman) herausgebildet, selbst bis in naturheilkundlich orientierte Kreise. Fest steht aber auch: Wir brauchen deutlich weniger von diesem Nährstoff, als die Forschung ursprünglich und bis in unsere Tage glaubte. Selbst fordernde körperliche Aktivität oder höheres Lebensalter steigern den Bedarf keineswegs.

Professor Wendts umwälzende neue Sichtweise

Kommen wir zu Professor Wendt zurück. Mittlerweile ist aus dem angehenden Forscher ein Facharzt für innere Krankheiten und Professor in Frankfurt geworden. Und hier, an der Johann-Wolfgang-von-Goethe-Universität, formuliert er seine revolutionären Gedanken, die gerade heute Antworten auf viele Rätsel der modernen Medizin im Zusammenhang mit der Entstehung und Zunahme von chronischen Leiden geben konnten.

Im Zentrum stehen die **Eiweißspeicherkrankheiten** (*Hyperporopathien* oder *Proteothesaurismosen*, wie Wendt sagte): Damit ist die „Überfüllung von Bindegewebs- und Gefäßwandspeichern" gemeint, die zu ernährungsbedingten Gefäßleiden (Arteriosklerose mit Herzinfarkt und Schlaganfall), aber auch zu zahlreichen weiteren chronischen Erkrankungen führt.

Ein wichtiges Element in diesem Konzept ist die **Durchblutung**, sowohl die Makrozirkulation (in den Arterien und Venen) wie die Mikrozirkulation (in den Kapillaren, den feinen Endverzweigungen der Arterien).

Als noch bedeutsamer aber stellt sich bei näherem Hinsehen die **Durchsaftung** der Gewebe heraus, denn die Nährstoffe aus dem Blut gelangen nicht direkt, per „Pipeline" gewissermaßen, in die Funktionszellen der Organe, ob nun Gehirn, Herz, Nieren, Leber oder Muskulatur. Sie müssen vielmehr nach Verlassen der Kapillaren bis zum Bestimmungsort eine Transitstrecke durchmessen. Und genau an dieser Stelle entscheidet sich das Schicksal des Zivilisationsbürgers – nicht im Blut selbst.

„Störungen der Durchblutung sind weitgehend erforscht, Störungen der Durchsaftung liegen noch vielfach im Dunkel", so Professor Wendt um das Jahr 1983. An dieser Schieflage hat sich auch in den vergangenen zwanzig Jahren kein Jota geändert.

Warum misslingt nun die „Durchsaftung"? Die Eiweißüberernährung baut zwei immer schwerer zu überwindende Barrieren für den Stoffaustausch auf. Einmal in den Kapillarwänden: Diese werden immer weniger durchlässig, sodass der Nährstoffaustausch zunehmend stagniert. Zum anderen im Zellzwischenraum, dem Bindegewebe (*Interstitium*/Extrazellularflüssigkeit): Wer das Falsche und vor allem permanent zu viel isst, verstopft dadurch die Versorgungswege zu den Zellen. Sie schwimmen in einem „inneren Urmeer" und dieses stellt sowohl den „Futternapf" der Zellen dar wie auch deren „Abfalleimer" für Stoffwechselabbauprodukte aus den Lebensprozessen.

Wie zentral dieser Entscheidungsort für unser gesundheitliches Geschick ist, zeigten gleichermaßen die Forschungen von Professor Wendt wie auch neuere Untersuchungen zum Säure-Basen-Haushalt. Versagt nämlich die Entsorgung von Rückständen aus der Zellaktivität, wie dies im Falle von Eiweißspeicherkrankheiten regelmäßig der Fall ist, sammeln sich saure Rückstände im Gewebe an und führen zur latenten Azidose. Die Lymphe vermag unter solchen Umständen ihre reinigende Funktion als Drainage des Körpers nicht mehr zu erfüllen. Die Übersäuerung der Flüssigkeit, die unsere Zellen umgibt, führt somit langfristig, wie in jüngerer Zeit auch Professor Hartmut Heine (Herdecke) hat zeigen können, zu Rheuma, Arthrose und anderen Krankheiten.

Eine ursächliche Therapie der mit diesen degenerativen Veränderungen verbundenen Erkrankungen darf sich deshalb keinesfalls wie bisher darin erschöpfen, die Blutzucker- oder Blutfettwerte und den Blutdruck mithilfe von Medikamenten zu senken. Dies ist reine „Blutspiegel-Kosmetik“ (Professor Thomas Wendt, Frankfurt). Vielmehr kommt es darauf an, die aufgetürmten Barrieren, die eine klärende Durchsaftung der Gewebe verhindern, wieder abzutragen.

Genauere Ortsbestimmung für die Eiweißspeicher

Die Eiweißbausteine aus dem Blut nehmen verschiedene Wege. Ein Teil davon gelangt ziemlich direkt an den Bestimmungsort, also über die **Kapillaren** und den Zwischenzellraum schließlich in die Körperzellen. Dies ist das sogenannte Funktionseiweiß (= Nahrungseiweiß zur Verwertung durch die Körperzellen). Wo findet sich nun aber das überschüssige Eiweiß, das nach Professor Wendt langfristig gesehen zum Hochrisikofaktor wird? Es handelt sich dabei um Strukturproteine, eine physiologische Eiweißreserve. Solche Verbindungen sind zwar stabiler und haben eine längere Halbwertzeit, das hier fixierte Eiweiß kann aber bei Bedarf mobilisiert werden. Ohne derartige „Zwischenlager“ wären 40-tägige strenge Fastenkuren schlechterdings kaum schadlos zu überstehen.

Solche Strukturen nun finden sich einerseits in den Kapillaren beziehungsweise in den **Basalmembranen**. Diese stellen eine Art Filter und „zentrale Schnittstelle zwischen Blutbahnen und Geweberaum" in den feinen Gefäßwänden dar. Dass sich in den Membranen Speichereiweiß findet, ist erst einmal kein krankhafter Befund. Die Proteine beziehungsweise Aminosäuren werden dort in transportfähige Verbindungen umgewandelt und zur weiteren Verwendung vorbereitet. Ernst wird es erst, wenn ein unvermindert starker Zustrom an eiweißgesättigtem Blut kontinuierlich anbrandet und den Filter verstopft.

Quantitativ überaus ergiebige Eiweißspeicher befinden sich darüber hinaus im Bindegewebe, und zwar in Gestalt von Kollagen-Ablagerungen oder als Mukopolysaccharid zusammen mit Glukose. Besonders das Unterhaut-Bindegewebe ist ein sehr effektives Nährstoffdepot für Fette, Eiweiß, Wasser und Zucker.

Man muss immer wieder betonen, dass es sich bei Professor Wendts Erklärungsmodell nicht etwa um abenteuerliche Mutmaßungen und kühne Spekulationen handelt. Einlagerungen von Eiweißkörpern in den Basalmembranen sind vielmehr durch elektronenmikroskopische Untersuchungen zweifelsfrei nachzuweisen. Die Membranen können dadurch bis zum „Drei- oder Fünffachen der Norm" verdickt werden (Dr. Sigrid Das). Dies führt „zur Verdichtung des porösen Kapillarfilters (*Hypoporie*)", blockiert also Zug um Zug diesen elementaren Mechanismus für dynamischen Stoffaustausch.

Gewiss: Wir alle brauchen ständig Eiweiß beziehungsweise dessen Bausteine, die Aminosäuren. Daraus fertigt unser Körper arteigene Proteine für verschiedenste Zwecke, zum Aufbau von Muskeln gleichermaßen wie in Form von Immunglobulinen, vielfältigen Enzymen, Fett-Eiweiß-Verbindungen und so weiter. Das ist die eine Seite. Was aber geschieht mit überschüssigem Eiweiß, wie es sich der „Normalesser" ständig über jedes vernünftige Maß hinaus zuführt?

Bis jetzt gilt immer noch das Dogma, dass nicht benötigtes Eiweiß im Organismus keinen Platz hat, es vielmehr sofort durch

Erhöhung des Grundumsatzes umgesetzt beziehungsweise durch die Leber zu Harnstoff abgebaut und wieder aus dem Körper entfernt wird. Diese in der Wissenschaft „eingefleischten“, aber offenkundig fehlerhaften Anschauungen haben zu einer Reihe von unsinnigen diätetischen Empfehlungen geführt. So etwa dazu, Übergewichtigen, Bluthochdruckkranken oder Diabetikern eine eiweißreiche, kohlenhydrat- und fettarme Ernährungsweise ans Herz zu legen – ein „todsicheres“ Mittel für schwerwiegende Folgekrankheiten.

Eiweiß kann im menschlichen Körper nicht wie Fett gespeichert werden!

Die Universitätsmedizin selbst hat diesen Lehrsatz bereits widerlegt. Man konnte nämlich eindeutig feststellen, dass Versuchspersonen bei einer eiweißreichen Ernährung „mehr Stickstoff in Form von Protein aufgenommen als wieder abgegeben haben“. Wo bleibt dieses zusätzliche Protein, wenn nicht eben in den von Professor Wendt identifizierten Eiweißspeichern?

Dabei sind solche Eiweißspeicher eigentlich gar nicht zu übersehen. Sie befinden sich deutlich sichtbar und sogar spürbar im Bindegewebe direkt neben den Fettspeichern, und letztere zieht niemand in Zweifel. Ein Fettsüchtiger trägt auf diese Weise mitunter 10 Kilogramm mehr Eiweiß mit sich herum als ein Normalgewichtiger – und dies an den „strategisch“ ungünstigsten Stellen. Es handelt sich bei diesem Plus bekanntlich und erkennbar nicht um Muskeln oder andere eher nützliche Strukturen, sondern um schädliches Speichereiweiß. Ein gutes Drittel davon befindet sich im Kollagen des Bindegewebes, wie Untersuchungen gezeigt haben. Seine ursprüngliche Aufgabe bestand darin, dem Menschen zu ermöglichen, in Mangelsituationen zu überleben. Denn auch wenn Nachschub von außen fehlt, müssen die kleinsten Funktionseinheiten des Körpers, die Zellen, ständig erneuert und körpereigene Proteine aufgebaut werden. Die dafür notwendigen Aminosäuren stammen dann aus den beschriebenen Eiweißspeichern.

Dieser „Notgroschen" wird jedoch unter zivilisatorischen Bedingungen zur Bürde und lässt die Lebensvorgänge auf zellulärer Ebene erlahmen.

Die Eiweißspeicherkrankheiten im Überblick

Überfüllte Eiweißspeicher in den Kapillaren und im subkutanen Bindegewebe schädigen uns in dreifacher Weise: Es gelangen zu wenig Nähr- und Wirkstoffe zur Aufrechterhaltung vitaler Lebensvorgänge zu den Zellen. Im Blut ergibt sich daraus ein riskanter Rückstau an ebendiesen, an anderem Ort entbehrten biochemischen Verbindungen (Fett, Eiweiß, Zucker).

Die wichtigen Organzellen ersticken gewissermaßen im eigenen „Stoffwechselmüll", den angehäuften Schlacken aus ihrer Lebenstätigkeit. Nur dadurch sind die gravierenden Folgeschäden einer Eiweißüberernährung zu verstehen. Zu den bedeutendsten konkreten Krankheitsfolgen zählen:

- **Herzinfarkt und Schlaganfall**, *Angina Pectoris*, Bluthochdruck, Durchblutungsstörungen, erhöhte Blutfettwerte (Cholesterin, Triglyzeride);
- **rheumatische Leiden** (sowohl Arthrose wie Arthritis, Weichteilrheuma oder *Fibromyalgie*),
- **Nierenerkrankungen, Diabetes** (Typ II), erhöhter Augeninnendruck (*Glaukom*), Netzhauterkrankungen, Autoimmunerkrankungen wie *Colitis ulcerosa* oder *Morbus Bechterew*.
- **Beispiel Nieren:** Hier hat man schon seit Langem erkannt, dass zu viel Eiweiß schädlich ist und degenerative Veränderungen bis hin zur Insuffizienz oder dem Versagen des Organs bewirkt.
- **Beispiel Diabetes:** Auch auf diesem Sektor geht man inzwischen davon aus, dass ein Übermaß an Eiweiß für den Ausbruch des Leidens (Typ 2) mitverantwortlich ist. Die Medizin hat sich längst

davon verabschiedet, darin eine bloße Insulin-Mangelkrankheit zu sehen. Vielmehr geht dem Ausbruch des Leidens eine Phase voraus, während derer zu viel Insulin erzeugt wird (*Hyperinsulinismus*), weil das Hormon selbst nicht in die Körperzellen gelangt und deshalb die Glukose dem Blut nur unzureichend entzogen werden kann. Diabetes ist folglich nach Professor Thomas Wendt keine Insulin-Mangelkrankheit, sondern eine „Eiweißspeicherkrankheit mit behinderter Durchsaftung".

Im Zeugenstand für das Wendt-Konzept

Dean Ornishs Entdeckung:
Der bekannte US-Kardiologe und Buchautor Dean Ornish („Revolution in der Herztherapie", Kreuz Verlag) war der Erste, der schwarz auf weiß bewies, dass arteriosklerotische Ablagerungen in Blutgefäßen auch wieder zurückgebildet werden können. Seine Forschungen sind ein starker Beleg für die Richtigkeit der Deutungen von Professor Lothar Wendt. Dieser hatte eben dies behauptet, dass nämlich erhebliche Teile der eingelagerten Eiweißstoffe wieder mobilisierbar und viele Veränderungen reversibel sind. Die von Dr. Ornish verordnete, weitgehend vegetarische Diät weist nur geringe Gehalte an Eiweiß auf – und darin (nicht in der konsequenten Fettreduzierung) liegt vielleicht der das Leiden bezwingende Zauber seiner bis heute vor allem in den Vereinigten Staaten geschätzten und vielfach praktizierten Therapie.

Der Professor und Rebell Russel H. Chittenden:
Als frühen Kronzeugen für das Eiweißspeicher-Konzept kann man einen weiteren Amerikaner in den Zeugenstand rufen: Professor Russel Henry Chittenden (1856–1943). Der hoch angesehene Gelehrte fühlte sich körperlich bereits mit dreiundvierzig Jahren so gut wie verbraucht. Morgens waren alle Gelenke steif, während des Tages plagten ihn ganz schlimme Kopfschmerzen und in regelmä-

ßigen Abständen stellten sich Gallenkoliken ein. Da kam ihm in seiner Ratlosigkeit ein „abenteuerlicher“ Gedanke. Statt der damals empfohlenen 125 bis 140 Gramm Eiweiß täglich reduzierte er seinen Konsum auf 40 Gramm und weniger – ein selbstmörderisches Unternehmen, wie ihm seine Kollegen prompt prophezeiten. Die Folgen des Selbstversuchs waren in der Tat dramatisch: Innerhalb von nur wenigen Wochen verschwanden sämtliche Krankheitsbeschwerden spurlos im Gleichschritt mit etwa 8 bis 10 Kilogramm Körpergewicht.

Professor Wendt hätte das, was seinem amerikanischen Kollegen da widerfuhr, als planmäßige, therapeutische Entleerung der pathogenen Eiweißspeicher bezeichnet. Wie auch immer: Professor Chittenden fühlte sich danach prächtig, „geistig viel frischer als zuvor“ und war in der Folgezeit in jeder Beziehung erheblich leistungsfähiger, trieb bis ins hohe Alter ohne Ermüdung täglich Sport – und wurde schließlich immerhin siebenundachtzig Jahre alt.

Wie erkennt man das Vorliegen von Eiweißspeicherkrankheiten?

Beispielsweise erkennt man sie dadurch, dass bereits typische Befunde und Beschwerden vorhanden sind (erhöhte Blutfettwerte, Bluthochdruck, Herz-Kreislauf-Beschwerden, *Angina Pectoris*, rheumatische Leiden). Professor Dr. med. Thomas Wendt, Am Kardocentrum, Rossmarkt 23, 60311 Frankfurt, empfiehlt zur genaueren Diagnose eine Bestimmung des Hämatokritwerts. Diese Maßeinheit für die Blutdicke, der Konzentration von Nährstoffen im Blut (Fette, Cholesterin, Glukose u. a.), sollte unbedingt unter 40 Volumenprozent liegen. Als normal gelten heute bis zu 47 Volumenprozent und deutlich mehr. Übergewichtige und Raucher weisen oft Werte von bis zu 64 auf.

Es gibt aber auch äußere Kennzeichen solcher innerer Speichervorgänge: Fehlt bei älteren Personen beispielsweise die feine Faltenbildung um die Augen, spricht dies erfahrungsgemäß für Eiweißspeicher, ebenso wie eine senkrechte Ohrläppchenfalte. Sie gilt übrigens auch in der Schulmedizin als „Hinweis auf ein Herz-Kreislauf-Risiko“.

Die eigentlichen Ursachen vieler chronischer Leiden

Haupttäter 1: Überernährung!

Ein Übermaß an Nahrungseiweiß schlägt sich nach Erkenntnissen von Professor Wendt nur dann in belastenden Eiweißspeichern nieder, wenn insgesamt zu viel gegessen wird. Übergewicht beschwert inzwischen mehr als die Hälfte der Bürger in den Wohlstandsländern. Permanente Sättigung, das Ideal unserer Ernährungskultur, ist einer der Totengräber für Vitalität und Wohlbefinden.

Diese ganz alte Erkenntnis schlägt sich heute, modern gewandet und gewendet, in Konzepten wie dem „Dinner-Cancelling“ nieder. Das Auslassen vorzugsweise des Abendessens soll hierbei nicht nur Pfunde im Nu „wegschmelzen“, sondern auch das Leben verlängern und ist inzwischen zum festen Bestandteil des „Anti-Aging“ geworden. Aus Studien kennt man einen solchen Zusammenhang zwischen „wenig essen, vermehrtem Zellabbau und der längeren Lebensspanne eines Wesens“ schon seit Langem und Untersuchungen an der Christian-Albrecht-Universität in Kiel haben gerade eben wieder Belege dafür erbracht.

Haupttäter 2: Eiweißmast!

Der Anteil an Eiweiß in der Kost ist grotesk überdimensioniert. In den Wohlstandsländern deckt man ungefähr 20 Prozent oder mehr des täglichen Kalorienbedarfs über das Eiweiß – ein viel zu hoher Wert und eine ganz fatale Fehlentwicklung, wie sie erst nach dem Zweiten Weltkrieg bei uns richtig Raum griff.

Menschen sind auf geringste Mengen an Eiweiß geeicht. Für uns gibt es praktisch nur eine Nahrung, die gänzlich unumstritten ist:

die Muttermilch während der Kleinkindphase. Wer wollte im Ernst behaupten, dass sich die Natur in diesem Punkt geirrt haben könnte? Betrachten wir nun diese optimale, den Bedürfnissen des neuen Erdenbürgers auf den Leib geschnittene „Diät" genauer, so zeigt sich ein frappierender Umstand: Die Kostform, mit der wir ins Dasein starten und oft von einem Tag zum anderen sichtlich gedeihen, ist extrem eiweißarm. Muttermilch enthält nur etwa 1,2 Prozent Protein. Dieser Wert allein will noch nicht viel besagen. Bedeutsamer ist, dass der Säugling seinen Gesamtkalorienbedarf nur zu 5 Prozent aus dem zugeführten Eiweiß deckt, zu 95 Prozent jedoch aus Fetten und Kohlenhydraten.

Noch etwas scheint bemerkenswert: Gerade der Mensch ist in dieser Hinsicht fast einzigartig, vergleichen wir ihn beispielsweise mit den Mäusen, denn Nagetiere beziehen anfangs ihren Kalorienbedarf fast zur Hälfte aus Proteinen. Auch Kälber erhalten über die Kuhmilch etwa 3-mal so viel Eiweiß, wie es neugeborene Menschen offenbar benötigen.

Es gibt keinen schlagenderen Beweis für die stoffwechselbedingte Eigenart des Menschen im Hinblick auf das Eiweiß als die Zusammensetzung der Muttermilch. Trotzdem hat man dieser Tatsache bislang in der Forschung und Ernährungsberatung nicht Rechnung getragen. Im Gegenteil. Das Eiweiß wurde zielstrebig durch die Industrie als „Wunderstoff" für Wohlergehen, gesundes Gedeihen im Bewusstsein des Verbrauchers fest und fast unverrückbar verankert.

Auf und ab bei den Eiweißempfehlungen – Wie viel soll es denn nun sein?

2004 – der verwirrende Stand der Dinge: Offiziell geht man heute von einem Eiweißbedarf von 0,8 Gramm pro Kilogramm Körpergewicht aus, das entspricht bei 70 Kilogramm Körpergewicht einer Aufnahme von 56 Gramm pro Tag. In diese Empfehlung ist bereits ein Sicherheitszuschlag eingebaut, für den Fall, dass „unvollständiges“ Eiweiß aufgenommen wird. Andere Experten versichern, wissenschaftlich bestens belegt, dass eine tägliche Zufuhr von 20 bis 30 Gramm Eiweiß nicht nur völlig ausreicht, sondern auch Folgeschäden durch nicht verdaubare Eiweißprodukte ausschließt. Dies insbesondere dann, wenn es sich beim aufgenommenen Eiweiß um pflanzliche Proteine handelt (H. Ohlhoff).

Harte Fakten allerdings: In Westeuropa und den USA wird „mit der Nahrung das 1,5- bis 2-Fache der empfohlenen Menge an Protein aufgenommen“ (UGB-Nachrichten). Damit nicht genug: Überdies stammen zwei Drittel davon noch aus tierischen Lebensmitteln. Eine geradezu ideale Diät, um Probleme mit Herz und Kreislauf zu bekommen.

Bemerkenswert immerhin: Die renommierte „International Dietary Energy Consultative Group“ rät seit 1999 dazu, keineswegs mehr als 2 Gramm Protein pro Kilogramm Körpergewicht und Tag zu sich zu nehmen; eine Auffassung, der man sich inzwischen in vielen Ländern angeschlossen hat.

Die Therapie der Eiweißspeicherkrankheiten

In Professor Lothar Wendts naturheilkundlich-ganzheitlichem Ansatz zur Behandlung der Eiweißspeicherkrankheiten spielten ausleitende Therapien eine Hauptrolle: An erster Stelle empfahl er im akuten Fall den Aderlass.

Dabei steht der blutverdünnende Effekt im Vordergrund. Ziel ist es, den Hämatokritwert zu senken. Dadurch verringert sich bei einer Nährstoffüberlastung des Blutes die Neigung zu arteriellen Verschlusskrankheiten sowie zur Mangeldurchblutung. Nach Wendt soll eine solche Entlastung bis zur merklichen Entleerung der Eiweißspeicher regelmäßig durchgeführt und vom Therapeuten durch Labortests kontrolliert werden (kleine Aderlässe mit einer Entnahme von 100 bis 150 Milliliter Blut, etwa 1-mal wöchentlich).

Nicht weniger effektiv und wichtig sind aber das Heilfasten sowie ein sogenanntes Eiweißfasten. Das richtige (Heil-)Fasten ohne Eiweißergänzung ist die durchgreifende Maßnahme und Ursachen-Therapie. „In der Hygiene unserer Ernährung fehlt der sich wiederholende begrenzte Hunger", was in früheren Epochen durch die Fastenregeln der Religionen oder durch immer einmal wieder auftretende Vorratsengpässe infolge von Missernten selbstverständlich war. Man denke nur daran, dass das regelmäßig erzwungene, teilweise aber auch spirituell begründete Fasten der Hunza zu Ausgang des Winters erwiesenermaßen einen der Bausteine für die phänomenale Gesundheit und Langlebigkeit des Bergvolkes aus der Himalaja-Region bildet. Professor Wendt riet in diesem Zusammenhang dazu, sich an die Wurzeln noch heute lebendiger Bräuche zu erinnern, beispielsweise daran, dass unser „Karneval" sich von *carne vale* (Fleisch lebe wohl) ableitet.

Was geschieht beim Eiweißfasten?

Die notwendigen Proteine müssen bei einer solchen „Mangelwirtschaft" den ursprünglich dafür vorgesehenen Eiweißspeichern, also den verdickten Kapillarwänden und dem Bindegewebe entnommen werden, die sich dadurch allmählich zurückbilden. Da „praktisch alle Ablagerungen im Eiweißdepot das Verhältnis von Säuren und Basen zugunsten der Säuren erhöhen und somit langfristig zu einer „Übersäuerung" des Organismus führen" (Mayr/Stossier), ist während des Eiweißfastens allerdings unbedingt darauf zu achten, ausreichend basenbildende Stoffe zuzuführen. Dies geschieht am besten durch reichlich Obst und frische Salate. In der Anfangszeit lässt sich der Vorgang verstärken durch Basenpulver aus der Apotheke. Diese Mittel sollte man aber nur kurzzeitig anwenden.

Ernährungsfahrplan zum Abbau von Eiweißspeichern
(nach Wendt)

Mindestens einen Monat lang (besser: ein Vierteljahr) muss man auf jegliches tierisches Eiweiß verzichten, also auch auf Fisch sowie Milch und Milchprodukte. Wer rundum gesünder werden will, setzt sich eine Frist von zwei Jahren. Außerdem sollten in dieser Zeit Hülsenfrüchte aller Art (Soja, Linsen, Bohnen, Erbsen) gemieden werden. Nüsse darf man sparsam verwenden. Ansonsten gilt: „Vegetarisches Eiweiß führt nicht zu Eiweißspeicherkrankheiten." (Sojaprodukte sollten aber trotzdem gemieden werden, um den Eiweißabbau zu beschleunigen.) Eine konsequent vegetabile Kost hat vielmehr zur Folge, dass die angelegten Eiweißspeicher allmählich wieder entleert werden.

Essen Sie während dieser Zeit also viel Obst, Gemüse, Salate, frische Wild- oder Gartenkräuter und kleine Mengen an Sämereien (Sonnenblumenkerne, gemahlenen Sesam, basische Nüsse). Daneben kann man selbst gepresste Säfte (Obst und Gemüse) zu sich nehmen, besser ist jedoch die ganze Frucht. Die Betonung liegt bei allen diesen Maßnahmen immer auf der Frischkost. Ein solcher Speisezettel kommt einer Entschlackungskur gleich. Sie befreit nicht nur von Eiweißablagerungen, sondern entfernt auch saure Giftdepots aus den Zellzwischenräumen.

Lesetipps
Informieren Sie sich, indem Sie nach und nach die auf unserer Website *www.arthroseselbsthilfe.de* unter „Literatur" aufgeführten Bücher lesen.

Gut zu wissen
„Bei Vegetariern haben wir noch nie eine ernährungsbedingte Eiweißspeicherkrankheit gesehen." (Professor Lothar Wendt)

Praktische Hinweise zur schmackhaften tiereiweißreduzierten Ernährung erhalten Sie beim Vegetarierbund Deutschland e. V. (VEBU; Glatzer Str. 5, D-10247 Berlin, Tel.: 0049 (0) 30/20 05 07 99, *www.vebu.de*), bei der Österreichischen Vegetarier Union (ÖVU; Rossegg 41, A-8045 Graz, *www.vegetarier.at*) oder der Schweizerischen Vereinigung für Vegetarismus (SVV, Niederfeldstr. 92, CH-8408 Winterthur, *www.vegetarismus.ch*) und bei der Arthrose- Selbsthilfe, D-34587 Felsberg, *www.arthroseselbst hilfe.de*

Was ein Zuviel an Eiweiß sonst noch anrichtet

Osteoporose

Jahrzehntelang hat man im Hinblick auf die Osteoporose und ihre Ursachen eine peinliche und folgenreiche Desinformationskampagne betrieben. Es wurden einseitig Milchprodukte zur „vollwertigen" Calciumversorgung empfohlen, ja dem Konsumenten aufgedrängt – mit dem Ergebnis, dass die Knochenbrüchigkeit bei uns zur Volkskrankheit geworden ist. Innerhalb der Wohlstandsländer zählt sie inzwischen nach Einschätzung der Weltgesundheitsorganisation (WHO) zu den zehn bedeutendsten Gesundheitsstörungen überhaupt. Dabei steht schon seit mehr als dreißig Jahren fest: Die wichtigste Ursache für das Entstehen des Leidens ist „eine überschüssige Eiweißmenge in der Ernährung" („Journal of Nutrition"). Und eine solche erreicht man am zuverlässigsten, wenn man neben Fleisch reichlich Milchprodukte verzehrt.

Die Forschung kam deshalb auf der Grundlage einer Vielzahl von Untersuchungen aus den vergangenen Jahrzehnten zur klaren Empfehlung, dass „der wichtigste Schritt für eine positive Calciumbilanz, die uns die Festigkeit unserer Knochen erlaubt, darin besteht, weniger Eiweiß zu essen. Diesbezüglich nützt es nichts, größere Calciummengen zu konsumieren“ (Dr. John McDougall, ein führender amerikanischer Osteoporose-Experte). Vielmehr ist der Zusammenhang zwischen einer auf Fleisch- und Milchprodukten basierenden Ernährungspraxis und der Zunahme an Osteoporose-Erkrankungen „unübersehbar“, wie es eine andere Forschergruppe formulierte.

Die Forschung hätte übrigens viel früher erkennen können, dass man mit der Empfehlung von Milchprodukten als Osteoporose-Schutz den Teufel mit dem Beelzebub auszutreiben versuchte. Denn alle Untersuchungen an größeren Bevölkerungsgruppen („epidemiologische Studien“) hatten klar gezeigt: Überall auf der Welt „tritt die Osteoporose umso häufiger auf, je größer die von den Menschen verzehrten Eiweißmengen sind“. Darauf hatten Wissenschaftler wie J. Chalmers bereits Ende der Sechzigerjahre aufmerksam gemacht.

Bemerkenswert! Keine andere Völkerschaft isst mehr Calcium als die Eskimos (vor allem durch den Verzehr von Fischgräten). Trotzdem: Die Polarmeerbewohner weisen weltweit die höchste Osteoporose-Rate auf. Paradox? Keineswegs. Denn es gibt auch kein anderes Volk der Erde, das mehr Eiweiß zu sich nimmt, nämlich bis zu 400 Gramm pro Tag!

Wie ist es nun aber zu erklären, dass eine hohe Eiweißaufnahme die Knochen schädigt? Beim Abbau der Aminosäuren bilden sich reichlich saure Verbindungen, vor allem Ammonium- und Sulfat-Ionen. Um der Übersäuerung entgegenzuwirken, entzieht der Stoffwechsel den Knochen Kalk in Form von Calciumcarbonat oder Calciumcitrat. „Wer zu viel Protein isst“, so neuerdings die Experten, „erhöht also die Säurebelastung seines Körpers und die Calciumkonzentration im Urin.“ Folge: Die Knochen entmineralisieren und werden brüchig.

Prostata-Adenom

Es gibt noch so manchen anderen Verdacht gegen das über die moderne Kost viel zu üppig aufgenommene tierische Eiweiß. So bringt man es zum Beispiel mit der hohen Erkrankungsrate an Prostata-Adenomen in Verbindung. Viele Experten verweisen auch darauf, dass sich aus dem Eiweiß im Verlaufe der Verdauung leicht Fäulnis-Toxine (biogene Amine) bilden, die auf Dauer den Darm schwer schädigen und seine Barrierefunktion beeinträchtigen können. Heute gelangen üblicherweise täglich mehr als 12 Gramm Eiweiß in Form von unverdauten Peptiden/Aminosäuren in den Dickdarm. Beim dort erfolgenden bakteriellen Umbau entstehen starke Gifte, neben den Aminen noch Phenole, Indole und vor allem Ammoniak.

Ein revolutionärer Denkansatz – heute erst recht!

Was Professor Lothar Wendt als Pionier, Visionär und Querdenker der Fachwelt vor mehr als fünfzig Jahren präsentierte, war ein neuartiges Konzept zum Verständnis der epidemieartig anwachsenden chronischen Leiden. Bei den von ihm entdeckten Eiweißspeicherkrankheiten handelte es sich um alles andere als den Spleen eines Außenseiters: Seine Folgerungen waren scharfsinnig und detailliert belegt, die Argumentation schlüssig und überzeugend.

Trotzdem: Die Wissenschaft zog es vor, anderen Fährten nachzuspüren – und landete gleich mehrmals in einer Sackgasse. Schlüssige, stimmige Antworten hat man dort nicht anzubieten, dafür aber viele bunte und nicht ungefährliche Pillen (siehe *Lipobay*, nur eines von vielen fragwürdigen Arzneimitteln auf diesem Gebiet). Dabei war die Lösung zentraler drängender Probleme der zeitgenössischen Medizin im Modell der Eiweißspeicherkrankheiten bereits keimartig angelegt. Professor Wendt hatte den Finger auf die Wunde gelegt und jenen Ort im Organismus namhaft gemacht, an dem sich in vielen Fällen der Weg in Richtung Gesundheit oder Krankheit verzweigt.

Folgen wir seinen Erkenntnissen, dann bleiben oder gelangen wir auf die sichere Seite. Und um uns dort dauerhaft einzurichten, bedarf es keiner aufwändigen Therapien, sondern nur einiger moderater Korrekturen auf dem zivilisatorischen Speisezettel.

Norbert Messing

Erfahrungsberichte

Viele Menschen haben uns in den vergangenen Jahren ihre Erfahrungen mit der Ganzheitlichen Arthrose-Therapie mitgeteilt. Die meisten Verfasser der folgenden Berichte haben ihr Einverständnis dafür gegeben, ihre Adresse und ihre Telefonnummer in diesem Buch zu veröffentlichen. Bemerkenswert ist auch, dass die Menschen, die hier ihre Erfahrung beschreiben, noch heute zu dem Geschriebenen stehen, obwohl die Berichte zum Teil schon älteren Datums sind.

K. B., aus Bochum

2012
Sicher haben Sie inzwischen Tausende von Erfolgsmeldungen in Bezug auf ihre GAT erreicht. Meine ist vielleicht insofern trotzdem interessant, als ich mit vierzig Jahren eine besonders junge Arthrose-Patientin war. Schon als Jugendliche hatte ich Probleme mit den Knien, vor einigen Jahren verkündete mir ein Orthopäde, ich hätte die Knie einer Sechzigjährigen. Ich unterzog mich den üblichen schmerzhaften Prozeduren, geholfen hat es mir nicht. Im letzten Herbst lag ich dann mit viel Wasser im Knie und entsprechenden Schmerzen auf dem Sofa und konnte – wenn überhaupt – nur an Krücken gehen. Das ist sehr hinderlich, besonders wenn man drei kleine Kinder hat!

Hinzu kam, dass sich die Schmerzen auch in den Daumengelenken meldeten. Ich konnte nur noch eingeschränkt Klavier und Querflöte spielen. Für eine studierte Musikerin ist das die „Höchststrafe". Unterm Strich konnte ich mir meine Arthrose zu der Zeit, als mir eine Bekannte ihr Buch empfahl, schon gar nicht mehr leisten.

Also habe ich das „Unmögliche" gewagt und meine Ernährung umgestellt. Bilanz:

Nach 2 Wochen waren die Schmerzen in den Daumengelenken weg. Sie sind bislang nicht zurückgekehrt, wie sehr ich auch in die Tasten haue. Nach 3 Monaten merke ich von meinen Knieschmerzen, die mich mein Leben lang begleitet haben, fast nichts mehr. Ich kann jetzt auf dem Boden knien, um Legosteine einzusammeln. Ich gehe in die Hocke, um meinem Jüngsten die Jacke zuzumachen oder eine Wasserkiste rückenfreundlich anzuheben. Beides wäre früher undenkbar gewesen. Insgesamt fühle ich mich fit und belastbar wie noch nie! Das ist wichtig, weil wir im Moment auch noch ein Haus bauen.

Meistens fällt es mir leicht, mich an das Ernährungsprogramm zu halten. Ich glaube jetzt, dass ich tierische Produkte eigentlich nie vertragen habe. So habe ich mich nicht nur vor rohem Fleisch, sondern auch vor Milch und Käse immer schon leicht geekelt. Mit Ekel sagt unser Gehirn uns doch: Finger weg! Ich habe dieses Gefühl nur immer unterdrückt, weil „Milch ja so gesund ist". Bei einem Glas Wein oder Bier werde ich allerdings immer noch alle paar Wochen einmal schwach ... Ansonsten nehme ich den Aufwand, den es bedeutet, doppelt – für die Familie und für mich – zu kochen, gern in Kauf.

Viele andere Wehwehchen sind zusammen mit den Gelenkschmerzen verschwunden. Zurzeit haben hier alle eine Virusinfektion – außer mir. Ich hatte so was sonst immer als Erste. Auch ein jedes Jahr im Winter wiederkehrendes Ekzem auf der Kopfhaut hat mich diesmal verschont. Unterm Strich hat mich Ihre

GAT buchstäblich gerettet und ich bin Ihnen, Herr Fisseler, sehr, sehr dankbar.

Ich kann nur jedem, der gesundheitliche Probleme hat, empfehlen, es mit der GAT zu versuchen. Das Durchhalten ist reine Kopfsache.

Mit herzlichen Grüßen und den besten Wünschen für Ihre wichtige Arbeit,
Kerstin Brand

P. S. Leider konnte ich noch keinem Arzt von der GAT erzählen, weil die Ärzte mich im Moment nicht zu Gesicht bekommen. Ich bin immer so gesund!

Günter Friedhelm
Tel.: 00 49 (0) 75 24/97 62 81
Fax: 00 49 (0) 75 24/97 62 83

3. Mai 2012
Sehr geehrte Damen und Herren,
ich möchte nicht versäumen, Ihnen für die wertvollen Hinweise und Veröffentlichungen zu danken, die mich meine Arthrose-Beschwerden in beiden Knien und in der linken Hüfte viel besser ertragen lassen. Seit fast zwei Jahren ernähre ich mich nun fleischlos und im Wesentlichen auch ohne Milchprodukte. Stattdessen esse ich viel Obst, Gemüse und Salat. Um ehrlich zu sein: Auf Käse zu verzichten, das schaffe ich nicht, da bin ich inkonsequent. Aber ich erlaube mir diese Freiheit. Und wenn meine Beschwerden wiederkommen sollten, dann gibt es noch etwas, was ich an meinem Lebensstil verbessern kann. ;-)

In Gesprächen im Bekanntenkreis geht es oft um das Thema „Ernährung", und ich habe sicherlich schon einige Freunde dazu gebracht, Ihre Schriften zu lesen. Wenn dann als Kommentar kommt:

„Das ist mir zu radikal", ist meine Antwort nur: „Dann tut es wohl noch nicht weh genug." Dabei ist es so einfach: Man probiert es aus, und wenn es nicht klappt, kann man ja zu seinen alten Gewohnheiten zurückkehren und sich im Ersatzteillager der Schulmedizin bedienen. Und man kann dabei auch einiges an Geld sparen, oder besser gesagt: Man kann das, was man spart, indem man kein Fleisch und keine Wurst mehr kauft, in gesunde und wertvolle Lebensmittel investieren.

Nun gut, ich habe noch eine weitere Erfolgsstory zu vermelden: Über meinen Schwager erreichte Ihr Buch einen deutschstämmigen Arzt in Venezuela, der aufgrund heftiger Arthrose im Armgelenk seinen Lieblingssport Aikido nicht mehr ausüben konnte. Was soll ich sagen: Mit zusammengebissenen Zähnen änderte er seine Ernährung … und ist wieder schmerzfrei. Er freut sich darüber, dass er wieder Sport treiben kann, und hält obendrein „Ernährungsseminare" in Zusammenhang mit der GAT in Caracas – wenn das nicht ein schöner Erfolg ist.

Natürlich können Sie mich als Referenz benennen, auch für telefonische Fragen stehe ich gern zur Verfügung. Und nochmals ein herzliches Dankeschön an Sie.
Mit freundlichen Grüßen
Günter Friedhelm

Dietmar Henschel, aus Österreich
Tel.: 00 43 (0) 6 76-83 32 23 86
E-Mail: *agavoides@gmx.de*

15. Juli 2012
Seit etwa dreizehn Jahren habe ich beidseitig Arthrose im Stadium 3 und 4 in den Handgelenken, im Daumensattel links, im Knie links, in den Hüftgelenken und im rechten Fußgelenk. Als ich die Erkran-

kung zu spüren begann, war ich erst siebenunddreißig Jahre alt. Vor ungefähr acht Jahren wollte mir ein Handchirurg meine rechte Hand schon versteifen. Für eine Prothese beziehungsweise ein künstliches Gelenk war ich noch viel zu jung. Ich habe mich geweigert und über die Jahre trotz Schmerzen keinerlei Medikamente genommen, auch nicht gegen meine Autoimmunerkrankung *Hashimoto-Thyreoiditis.* Da ich selbst verkaufsberatend mit Fachliteratur im Bereich „Ernährungsmedizin und Phytotherapie" arbeite, habe ich viel gelesen und den Verlauf der Erkrankung mit einer überwiegend vegetarischen Ernährung und mit pflanzlichen Heilmitteln hinauszögern können.

Dennoch sind meine Schmerzen in der rechten Hand zuletzt immer massiver geworden, sodass ich verzweifelt nach Möglichkeiten einer Therapie jenseits der Schulmedizin gesucht habe – wobei ich auf Ihr geniales Buch gestoßen bin. Ich habe es nicht nur gelesen, sondern wirklich studiert und vor etwa 5 Wochen mit der GAT begonnen. Der Erfolg ist gewaltig: Meine Dauerschmerzen sind fast komplett verschwunden. Ich kann nachts wieder durchschlafen und merke, dass sich etwas tut. Mein Gewicht ist bisher (toller Nebeneffekt!) bei einer Größe von 1 Meter 78 von 80 Kilogramm auf jetzt 74 Kilogramm gesunken. Ich fühle mich fit und habe keinerlei Müdigkeitserscheinungen mehr. Das Essen schmeckt sehr gut und die Zubereitung macht mir mittlerweile sogar richtig Spaß. Meine Frau konnte ich ebenfalls motivieren, sich nach der GAT zu ernähren.

Obwohl ich mich seit etwa vier Jahren vegetarisch, teilweise sogar vegan ernähre, ist mir erst jetzt bewusst geworden, dass ich noch vieles falsch gemacht habe. Als ich die Zusammenhänge und die Ursachen der Arthrose und all unserer Zivilisationskrankheiten verstanden habe (vieles habe ich ja gewusst, aber selbst nicht umgesetzt), ist mir klar geworden, dass ich bereits mehr als die Hälfte meines Lebens teils bewusst, teils unbewusst Raubbau an meinem Körper und meiner Gesundheit betrieben habe.

Meine verstorbene Mutter hatte Arthrose und mein Bruder auch. Beide hatten künstliche Hüftgelenke. Bisher bin ich vor allem davon ausgegangen, dass erbliche Faktoren für diese Erkrankung verantwortlich sind, aber heute bin ich davon überzeugt, dass auch unsere falsche Ernährung beteiligt ist.

Schon als Kind habe ich jede Menge Milch und Zucker in Kombination und fast täglich Fleisch gegessen. Mit dreiundzwanzig Jahren bin ich bereits an der Galle operiert worden. Dann kamen verschiedene Krankheiten wie *Sarkoidose* und *Lipomatose* hinzu. Seit meinem siebzehnten Lebensjahr habe ich geraucht und später regelmäßig auch Alkohol und Kaffee getrunken. Vor vierzehn Jahren habe ich von einem Tag auf den anderen aufgehört, zu rauchen und Alkohol zu trinken. (Ich war nicht alkoholabhängig, auch wenn das vielleicht so klingt.) Ich habe durch den Tod meiner krebskranken Mutter und eines Freundes, der mit vierzig Jahren an Herzinfarkt gestorben ist, angefangen, Bilanz zu ziehen, und erstmals nach dem Lebenssinn gefragt. Im Nachlass meiner Mutter habe ich dann eine Bibel gefunden und dort den wahren Sinn im Leben entdeckt (Johannes 3,16).

Heute bin ich sehr dankbar dafür und glaube, dass Gott uns gemacht und auch die beste Nahrungsgrundlage für uns geschaffen hat. Wer wüsste besser, wie unser Körper funktioniert, wenn nicht der Konstrukteur selbst? In erster Linie sind da die Früchte der Bäume zu nennen, dann alle Samen tragenden Bäume und Pflanzen und das Kraut der Erde – das Gemüse. Fleisch war ursprünglich überhaupt nicht als Nahrung für uns vorgesehen.

Allein wie genial die Fotosynthese vom Schöpfer erdacht ist, die uns über die Pflanzen die Mineralstoffe zugänglich macht. Grandios! Für Ihr hervorragendes Buch möchte ich mich ganz herzlich bedanken und dazu beitragen, dass es eine weite Verbreitung findet, damit noch Tausenden Betroffenen geholfen werden kann.
Herzliche Grüße und vielen Dank
Dietmar Henschel

W. Hummel
Haferkampf 4
D-23701 Süsel
Tel.: 00 49 (0) 45 24/3 93
E-Mail: ***bmwhummel@t-online.de***

Süsel, 26. Februar 2012
Besucher der Arthrose-Selbsthilfegruppe in 23701 Eutin

Vor zehn Wochen las ich in der Zeitung von einer Arthrose-Selbsthilfegruppe in Eutin, die ich jetzt jeden Monat besuche. Ich war, was die neue Ernährungsform anbelangt, sehr skeptisch, hatte viele Gegenargumente, wenn es um Vollwertigkeit ging, da mir als studiertem Landwirt viele Informationen zum Thema „tierische Nahrungsmittel" vorlagen. Da aber die Teilnehmer der Selbsthilfegruppe so viel Positives berichteten, habe ich mir gesagt: „Probier's doch einfach mal aus!" Ich hatte nichts zu verlieren. Bei meiner Vorgeschichte: Bypass-Operation, *Angina Pectoris und Marcumar*-Patient wegen einer neuen Herzklappe. Eine Hüft-Operation stand an, weil innerhalb von einem halben Jahr 2 Millimeter Knorpel verschwunden waren. Außerdem hatte ich Arthrose in der Schulter, im Rückgrat und in den Händen. Ständig litt ich unter Schmerzen, Blähungen, einem Völlegefühl und Sodbrennen, unter Müdigkeit und leichten Depressionen.

Ich las Ihr Buch „Arthrose – Der Weg zur Selbstheilung" zweimal und verwende es heute oft als Nachschlagwerk. Auch Helmut Wandmarkers Bücher „Willst Du gesund sein? Vergiss den Kochtopf!" und „Rohkost statt Feuerkost" habe ich gelesen. Mit all diesen Informationen fällt es mir leichter, den riesig großen Schritt zum Vegetarier beziehungsweise Rohköstler zu machen.

Nach 3 Wochen GAT nach Fisseler und den Ernährungstipps war ich schmerzfrei. Ich habe 10 Kilogramm abgenommen und wiege heute 90 Kilogramm. Ich kann mir wieder allein die Strümpfe

anziehen und die Schuhe binden. Mein Sodbrennen und mein Völlegefühl sind verschwunden. Ich nehme weniger Medikamente und kann mich besser bewegen. Ich bin also voll motiviert. Bitte veröffentlichen Sie mein Schreiben, damit es andere arthrose- und herzkranke Menschen motiviert. Wer denkt: „Da bleibt ja gar nichts mehr, was ich noch essen kann!“, der irrt. Hungergefühle verschwinden bei mir schnell und das Apfelfrühstück ist mir zu einem lieben Begleiter geworden. ... Ich habe sogar meinen Hausarzt für dieses Thema interessieren können. Er hat sich gleich die Literatur sowie die Kontaktdaten der Selbsthilfegruppe aufgeschrieben.
Mit freundlichen Grüßen
W. Hummel

Beate Oehlmann
D-32689 Kalletal
Tel.: 00 49 (0)1 76-47 52 93 02
www.optimiererin.de

28. Juli 2012
Ein Dreivierteljahr mit der GAT

Am 11.10.2011 bekam ich nach dem Röntgen beider Hände die Diagnose *Polyarthrose*. ... „Damit kann man leben, Frau Oehlmann“, sagte der Überbringer der schlechten Nachricht. „Man *kann*, sicher, aber ob ich das will?“, dachte ich nach einer Stunde mit Tränen und Gefühlen der Verzweiflung. Was diese schulmedizinische Diagnose in der Konsequenz bedeutete, dessen war ich mir voll bewusst. Einer Eingebung folgend, dass Ernährung ursächlich beteiligt sein könnte, rief ich eine Ernährungsberaterin meines Vertrauens an, die mich zur Arthrose-Selbsthilfe nach Oelde vermittelte. Am selben Abend fand das Monatstreffen statt. Ich kam sehr verwirrt, aber mit Ihrem

Buch bewaffnet, zurück. Am nächsten Morgen sortierte ich meine Lebensmittelvorräte aus, kaufte Obst ein und verschenkte alle Produkte mit tierischem Eiweiß. In meiner Situation konnte ich nur gewinnen! Alles, was Herr Fisseler geschrieben hatte, klang logisch und war fundiert recherchiert. Mein angegilbtes „Fit fürs Leben" aus den 1980ern verschlang ich ein weiteres Mal.

Neben neuen Antworten tauchten auch neue Fragen auf. Wenn ich alles richtig machte, müsste ich Gewicht verlieren und einen Großteil der Schmerzen loswerden. ... Mein Selbstversuch gelang, obwohl die erste Woche eine kleine Hölle war. Ich fror (ein halbes Jahr lang), meine Darmaktivität veränderte sich drastisch, der Harndrang war bis mittags kaum kontrollierbar, die vorher reine Haut mutierte zu der einer Pubertierenden. Dem standen gegenüber: weniger Schmerzen in den Gelenken, die ich erst gar nicht hatte untersuchen lassen. Nächte, in denen ich durchgeschlafen hatte. Eine bessere Stimmung. Ich konnte mit den Händen besser greifen, meine Füße taten nach dem Tanzen weniger weh und so weiter. Doch ich hatte auch Kopfschmerzen durch den Kaffeeentzug. Und meine Gedanken kreisten unentwegt ums Essen und die Furcht, zu verhungern. Ich kaufte also Berge von Gemüse und Obst.

Meine Devise war: Weitermachen. Doch was war der Grund für mein unverändertes Gewicht? Ich las Unmengen zum Thema „Säure-Basen-Haushalt". Ein Wok zog zusammen mit einem Dampfgarer in meiner Küche ein und völlig unbekannte Gerüche waberten durchs Haus. Mein Gewicht veränderte sich kaum. Da musste etwas geschehen ... aber was? Basenfasten war meine Lösung. Konsequent verzichtete ich mehrere Monate auf Säurebildner jedweder Art. Brot strich ich zuerst von meinem Speiseplan, danach auch Getreide wie Grünkern oder Reis.

Und: Die Pfunde purzelten wie die restlichen Schmerzen, meine Grundstimmung besserte sich weiter von Tag zu Tag. Übersäuerung? In Seele oder Körper? Mit mir nicht! Nicht so lange ich es beeinflussen kann. Mein Basenfasten führte nun endlich auch zu einer deutlichen Reduzierung der Schmerzen in den Fingern und ich konnte meine Hände endlich wieder besser bewegen. Ganz langsam kehrte die Kraft in meine Hände zurück. Nun musste ich aufpassen: Ich durfte nicht zu viel Gewicht verlieren, denn ich war von Größe 38 auf 36 gerutscht.

Mein Wissen über den Zusammenhang von Arthrose und Ernährung wuchs rasant. Ich bin Eckhard Fisseler dankbar. Inzwischen fuhr ich regelmäßig nach Felsberg zur Ur-Selbsthilfegruppe, weil ich dort viel lernen konnte und den nötigen Rückhalt bekam. Wissen ist für mich die perfekte Waffe gegen Arthrose und Übersäuerung. Es machte auch Mut, zu hören, dass ich meine Fingerknubbel irgendwann wieder loswerden würde. Noch sind sie da, doch sie sind schon kleiner und vor allem bin ich schmerzfrei! Außer nach Alkoholgenuss. Auch wenn es nur ein Weizenbier ist – anschließend warnen nicht nur die Fingergelenke: „Sei lieber weiter konsequent." Dann mache ich freiwillig einen Obsttag, manchmal auch zwei hintereinander.

Gewichtsprobleme? Gibt es nicht mehr. Allerdings wurde ich immer mal wieder von Heißhungerattacken und dem Gefühl, etwas zu vermissen, heimgesucht. Letztendlich habe ich dann wieder Getreide in meinen Ernährungsplan aufgenommen und ein neutrales beziehungsweise leicht basisches Brot für mich kreiert. *[Anm. der Autorin Ingrid Fisseler: Das Rezept finden Sie im Kasten auf Seite 48 f.]* Über Rezept- und Erfahrungsaustausch würde ich mich freuen.

Aus Dankbarkeit für meine dauerhaft zurückgewonnene Lebensqualität möchte ich ab September 2012 Menschen an jedem letzten Dienstag im Monat die Gelegenheit geben, sich ab 19 Uhr in der Weserlandklinik in Vlotho zu treffen und sich beim Zurückerobern ihrer Lebensqualität von der neu entstandenen Gruppe helfen zu lassen.

Beate Oehlmann

Peter Schäfer
Rotenburger Straße 3
D-34212 Melsungen
Tel.: 00 49 (0) 56 61/5 33 91 (geschäftlich);
00 49 (0) 56 64/76 10 (privat, abends)

Hallo Frau Fisseler,
sicherlich erinnern Sie sich noch an unser Gespräch nach der letzten Versammlung der Arthrose-Selbsthilfe, als ich Ihnen von meinen gesundheitlichen Fortschritten berichtete und auch versprach, selbige zu dokumentieren.

Ich bin neunundvierzig Jahre alt, selbstständiger Raumausstattermeister mit eigenem Geschäft in Melsungen. Seit etwa fünf Jahren leide ich unter Gelenkschmerzen, überwiegend in den Händen, aber auch die Knie, die Füße und die Hüftgelenke sind betroffen. Vor drei Jahren wurde vom Orthopäden „Arthrose" diagnostiziert und durch Röntgenaufnahmen der Hände leider bestätigt.

Die anderen Gelenke wollte ich gar nicht mehr röntgen lassen, da mir ohnehin kaum Heilungschancen vorausgesagt wurden. Ich musste also mit Schmerztabletten leben, und irgendwann würde es Ersatzteile geben. Außerdem boten mir die Ärzte Schmerzspritzen mit Langzeitwirkung an.

Das Polstern, das einen kräftigen Fingereinsatz braucht, den Fußboden herausreißen oder verlegen, Gardinenröllchen einclipsen, selbst mein Hemd und meine Hose zuknöpfen, Schuhe binden, eine Flasche aufdrehen – all das war eine einzige Tortur, Montagearbeiten konnte ich nur mit Schmerztabletten erledigen.

Wenn ich mich von einem Stuhl erhob, bewegte ich mich zuerst einmal sehr langsam – wie ein gebrechlicher achtzigjähriger Mann, der „in die Gänge kommen" muss. Wegen meiner Fußschmerzen trug ich nur noch Turnschuhe und Birkenstock-Latschen. Als leidenschaftlicher Motorradfahrer nahm ich vor jeder Fahrt zwei *Voltaren*-

Tabletten, um überhaupt Kupplung und Handbremse bedienen zu können, Ersatzpäckchen hatte ich immer dabei. Beim Angeln einen Haken anzuknoten, verhaspelte Schnur zu entknoten, oder nur einen Köder an dem Haken zu befestigen, das war nahezu unmöglich.

Dann kamen auch noch die Zukunftsängste dazu: Schließlich muss ich noch mindestens zwölf Jahre arbeiten, und: Wie soll das mit diesen Schmerzen funktionieren? Für Arbeiten und Reparaturen am Haus, die ich als Handwerker bislang immer selbst erledigt hatte, musste ich jetzt andere Handwerker holen ... von den Kosten einmal ganz abgesehen! Würde ich das Haus verkaufen und mir eine Wohnung mieten oder kaufen müssen? – Solche Gedanken gingen mir durch den Kopf.

Dann, Ende Juni 2009, gab ich im Internet das Stichwort „Arthrose“ ein und stieß auf Ihre Selbsthilfegruppe. Noch am selben Tag rief ich bei Ihnen an. Ganz massiv haben Sie mir deutlich gemacht, dass es sich bei Arthrose nicht um Verschleiß, sondern um Säurefraß handelt und dass mich Schlaganfall, Herzinfarkt oder sogar Diabetes 2 erwarteten, wenn ich nicht unverzüglich anfangen würde, auf Kaffee, Tabak und Alkohol zu verzichten und die Ernährung umzustellen. Meine 99 Kilogramm Gewicht wagte ich erst gar nicht zu erwähnen.

Danke für diese Informationen, ich habe das Arthrose-Buch gekauft und sofort angefangen zu lesen. Nach gut einer Woche gab es eine wesentliche Besserung. Nach drei Wochen hatte ich kaum noch Schmerzen und war ganze 10 Kilogramm leichter, ohne Hunger zu leiden. Morgens trank ich grünen Tee, dann aß ich Obst, mittags gab es Salat und Gemüse; zwischendurch Müsli mit Reismilch, einige Nüsse oder Mandeln, abends stand Vollkornbrot mit pflanzlichem Brotaufstrich, pflanzlichem Fett, Rettich, Radieschen, Gurken und so weiter auf dem Speiseplan. Zwischendurch trank ich viel Wasser.

Werden wir eingeladen, so akzeptiert eigentlich jeder, dass ich vegan lebe, einige fragen genauer nach und sind ebenfalls neugierig geworden, andere sagen, dass ich den Tieren nicht das Futter wegfressen soll. ;-) Mein Friseur und mein Buchhändler haben Ihr Arthrose-Buch ebenfalls gekauft. Meine Nachbarin hat es sich bei mir ausgeliehen, nachdem sie den Erfolg bei mir gesehen hatte.

In meiner Familie wird gekocht wie bisher, allerdings gibt es wesentlich weniger Fleisch und mehr Gemüse und Salate. Meine Frau könnte ebenfalls mittlerweile gut ganz auf Fleisch verzichten. Unser siebzehnjähriger Sohn sieht noch nicht ganz ein, warum er auf Fleisch verzichten sollte, hat seinen Konsum aber stark reduziert.

Ich selbst habe jetzt, nach 8 Wochen GAT, gut 16 Kilogramm abgenommen und fühle mich sauwohl. Nur in den Daumengelenken verspüre ich noch leichte Schmerzen. Auf Schmerztabletten verzichte ich mittlerweile ganz, auch meine Arbeiten kann ich wieder schmerzfrei ausüben. Die Blutdruckwerte haben sich normalisiert, die Tablettendosis konnte schon nach drei Wochen halbiert und die Tabletten konnten nach fünf Wochen ganz abgesetzt werden (ohne weitere ärztliche Ratschläge). Ich kann mich jetzt wesentlich besser bewegen, aufstehen sowie hinlegen und hinsetzen; beim Treppensteigen nehme ich sogar manchmal zwei Stufen auf einmal.

Seit etwa fünfzehn Jahren habe ich kleine Flechten und Hautrötungen auf der Kopfhaut und an den Beinen. Zwei Wochen nach der Ernährungsumstellung waren diese verschwunden. Mittlerweile habe ich eine sehr gute Verdauung und mein jahrelanger Begleiter „Durchfall" hat sich – hoffentlich für immer – verabschiedet. Eine anstehende Operation an beiden Füßen (*Hallux valgus*) habe ich verschoben, da die Schmerzen verschwunden sind.

Nun vermag ich nicht zu beurteilen, ob sich mein gesundheitlicher Zustand nicht auch allein durch das Weglassen von Kaffee und Alkohol verbessert hätte. Allerdings hätte ich mit Sicherheit nicht so viel Gewicht innerhalb dieser kurzen Zeit verloren, ohne zu hungern. Außerdem fühle ich mich mit dem Bewusstsein, selbst etwas für meine Gesundheit zu tun – was weder mit dem Gang zum Arzt noch mit einem Einkauf in der Apotheke zu tun hat – viel wohler.

Es wäre gelogen, wenn ich behaupten würde, dass ich keine Lust mehr auf Steak, Bratwurst, Bier, Wein oder Kaffee oder eine gute Zigarre habe. Denke ich dann jedoch an meine Schmerzen, fällt mir der Verzicht nicht schwer.

Meine Frau, mein Sohn und jeder aus unserem Bekanntenkreis kann bestätigen, dass ich in Sachen „Ernährung“ als negatives Vorbild hätte dienen können. Wenn es irgendwo etwas Gutes und auch reichlich zu essen und trinken gab, war ich der Erste am Tisch. Mein Motto war: „Satt sein“, das kannte ich nicht, entweder ich hatte Hunger oder mir war schlecht.

Mittlerweile denke ich anders darüber und kann alle Menschen, die mit den gleichen oder ähnlichen Problemen zu tun haben, nur dazu ermutigen, die GAT wenigstens auszuprobieren: Es lohnt sich auf jeden Fall.

Gleichzeitig möchte ich mich auf diesem Weg noch ganz herzlich bei Frau und Herrn Fisseler bedanken, denn ohne Sie hätte ich meine Schmerzen immer noch. Ich bitte Sie gleichzeitig, mit Ihrer Tätigkeit unermüdlich fortzufahren, da vielen Menschen mit diesen Leiden eigentlich ganz einfach geholfen werden kann.
Peter Schäfer

Margarete Hänsel (71)
Hinterer Dorfweg 5
D-02742 Friedersdorf
Tel.: 00 49 (0) 3 58 72/3 9257

28. Dezember 2006
Wertes Team, heute möchte ich mich zu Wort melden. Seit 1990 leide ich an sehr starker Arthrose im Hüftgelenk. Es half keine Behandlung – weder Physiotherapie noch Salben noch *Diclofenac.*

Im Oktober 2004 gab mir meine Tochter die kleine Broschüre „Arthrose – Der Weg zur Selbstheilung". Sofort begann ich, alles so zu tun, wie es im Heft beschrieben war. Mir ging es schon bald bedeutend besser; ich nahm 6 Kilogramm ab, obwohl ich kein Übergewicht hatte. Ich bin 1Meter 72 groß und wog 71 Kilogramm im Oktober 2004, jetzt wiege ich nur noch 65 Kilogramm, und das schon seit zwei Jahren.

Nun bin ich seit dieser Zeit Veganer, esse nichts mehr vom Tier, außer etwas Butter. Noch immer halte ich mich an Ihren Ernährungsplan. Es fällt mir nicht schwer, danach zu leben.

Ich kann jedem nur empfehlen, das Gleiche zu tun. Das Leben ist wieder schön und lebenswert.

Täglich gehe ich 6 Kilometer spazieren, ich schwimme und fahre Rad. Ich bin froh, dass es mir dank Ihrer guten Ratschläge wieder gut geht.

Nochmals meinen herzlichen Dank an Sie und all die, die dieses wertvolle Wissen verbreiten.
Mit freundlichen Grüßen
Margarete Hänsel

Alfred Nagel
Kehrenbachstr. 34
D-34212 Melsungen
Tel.: 00 49 (0)56 61/15 43

Hallo Frau Fisseler,
Anfang Februar 2013 habe ich meine Ernährung nach GAT umgestellt. Bis dahin nahm ich jede Menge Schmerzmittel ein, um mit den Schmerzen im Rücken, in den Knien und in der Hüfte – von Händen und Schultern einmal ganz zu schweigen – überhaupt leben zu können. Ich brauchte Sauerstoff (Lungenfachklinik Immenhausen) und litt unter Diabetes 1 (Wert ca. 9). Meine Strümpfe konnte ich nur mit fremder Hilfe anziehen, als Schuhe trug ich nur noch Slipper, die

Treppe kam ich nur schwer hinauf, ich hatte Bluthochdruck und jahrelang einen zu hohen Ruhepuls. Die Schmerzen wanderten von einer Ecke meines Körpers in die andere. Magen und Darm waren von den vielen Schmerzmitteln bereits angegriffen und ich war sehr schwach. Durch COPD konnte ich mich nur noch mit dem Rollator bewegen.

Bereits vier Wochen nach der Ernährungsumstellung stellten sich die ersten Erfolge ein: Ich brauchte keine Schmerzmittel mehr, Blutdruck und Blutfettwerte hatten sich normalisiert. Auf Mittagsschlaf konnte ich verzichten, denn ich schlief nachts wieder gut. Außerdem konnte ich wieder alle Arbeiten selbst erledigen.

Heute benötige keinen Sauerstoff mehr, trage nachts keine Atemmaske mehr. Ich lebe fast ohne Medikamente. Bei mir ist ein Wunder geschehen, und es ist nur schade, dass ich die Umstellung nach der GAT nicht schon früher gemacht habe.

Nun will ich Ihnen kurz meinen Tagesablauf schildern: Morgens stehe ich gegen 5 Uhr auf, mache mich fertig, trinke meinen grünen Tee. Gegen 9 Uhr 30 esse ich dann Äpfel, denn um 11 Uhr 30 hat meine Frau das Mittagessen fertig. Um 17 Uhr gibt es bei uns Abendessen.

Ich habe einen großen Garten, und so habe ich mich nach der Umstellung verstärkt der Kraft der Kräuter zugewandt, habe jede Menge Kräuter getrocknet, um Tee daraus zuzubereiten und Gewürze zu mischen. Ich erfreue mich an den essbaren Blüten aus meinem Garten. So habe ich den ganzen Sommer über zu tun.

Zweimal in der Woche gehe ich zum Reha-Sport und laufe täglich etwa 11.000 Schritte. Zusätzlich fahre ich viel Fahrrad und mache autogenes Training.

Wenn möglich, besuche ich die monatlichen Treffen der Selbsthilfegruppe in Felsberg, denn durch die Umstellung auf GAT (Ganzheitliche Arthrose-Therapie) ist mein Leben wieder lebenswert geworden.

Mit freundlichen Grüßen

Alfred Nagel

Günter Perny, aus Österreich
Tel.: 0043 (0) 664/73 94 37 30

Ende des Jahres 2013 hatte ich Schmerzen im Bein und besuchte meinen praktischen Arzt, der mir Therapie verschrieb. Da die Beschwerden nicht nachließen, wurde im Februar 2014 meine rechte Hüfte geröntgt und dabei eine fortgeschrittene Arthrose festgestellt. Ein zweiter Arzt kam zum gleichen Ergebnis. Ich sollte sofort einen OP-Termin ausmachen. Ich stimmte schweren Herzens zu, doch meine Frau meinte, es müsse doch noch eine andere Lösung geben. Durch Zufall – oder was es Bestimmung? – fanden wir in unserem Bekanntenkreis jemanden, der ähnliche Probleme hatte, und er legte uns das Buch *Arthrose – Der Weg zur Selbstheilung* ans Herz. Wir besorgten es uns und studierten es. Meine Frau, selbst Vegetarierin, stellte nach der Lektüre unsere Ernährung um ... wir begannen damit am 22.06.2014. Zum damaligen Zeitpunkt hatten wir schon eine Umkehrosmose-Wasseranlage.

Bereits nach einer Woche mit der neuen Ernährungsform hatte ich ca. 8 Kilogramm abgenommen und es ging mir wesentlich besser: Ich konnte mich wieder frei und ohne große Schmerzen bewegen. Zu erwähnen ist noch, dass ich jetzt auch wieder wunderbar tanzen kann. Wir ernähren uns nach wie vor nach dem Plan. Anfang Juli 2014 wurde mir dann der Operationstermin mitgeteilt, der in der Woche vom 2. Februar 2015 sein sollte. Anfänglich hatte ich hie und da noch kleine Beschwerden, doch sicher nicht so große, dass eine Hüftoperation angebracht gewesen wäre. Ich spürte, dass ich auf dem richtigen Weg war.

Jetzt, im Dezember 2014, ließ ich die für eine OP nötigen Untersuchungen (Blutbild, Röntgenaufnahme) machen und siehe da: Das Blutbild war das Beste in den letzten Jahren und obendrein hat sich wieder Knorpel gebildet, das heißt, die Erkrankung ist besser geworden – laut Röntgenbild. Mit diesen Befunden ging ich zu meinem praktischen Arzt. Der bestätigte mir erfreut und auch etwas verwundert, dass so etwas möglich ist.

Bestärkt durch diese Befunde machen wir weiter und erfreuen uns bester Gesundheit. Da war nur noch ein letzter Schritt notwendig: Ich habe den Operationstermin abgesagt.

Sabine Nobbe
D-76327 Pfinztal
Tel.: 00 49 (0) 7240/18 25

Liebe Frau Fisseler,
seit Jahren habe ich Probleme mit dem Knie, bin einmal am Meniskus operiert worden und habe jetzt auch zunehmend Probleme mit der Hüfte.

Im April bekam ich, nachdem ich Leber gegessen hatte, solche Schmerzen, dass ich in der Nacht nicht mehr wusste, wie ich liegen sollte. Viel Fleisch habe ich nie gegessen, aber von nun an habe ich ganz darauf verzichtet. Die Beschwerden hatten sich seither deutlich gebessert.

Anfang Juli habe ich eine große Dummheit begangen: Ich habe zwei Sandsäcke von je 25 Kilo geschleppt. Anschließend bekam ich derart heftige Schmerzen, dass ich fast täglich Schmerztabletten nehmen musste. Mir wurde damals aber plötzlich klar, dass ich immer einen solchen Sack mit mir herumtrug: mein Übergewicht. Ich musste also abnehmen. Am 20. Juli suchte ich im Internet nach Erfahrungsberichten zur Knieakupuntur und kam per Zufall auf Ihre Website. Die Erfahrungsberichte, die ich dort las, sprachen mich sehr an. Ihr Buch *Arthrose – Der Weg zur Selbstheilung* hielt ich am Montag in Händen, und ich begann sofort, die Ernährung umzustellen. Ich verzichtete also seither auf meinen geliebten Fisch, auf Eier und Quark. Am Mittwoch stellte ich morgens nach dem Aufstehen fest, dass meine Hüfte sich nicht mit Schmerzen meldete – das war bereits nach 2 bis 3 Tagen. Ich war glücklich!

Gestern, am Sonntag, hatte ich meine Kinder und meine Enkel zu Besuch – vom Frühstück übers Mittagessen (mit Grillen) bis zum Abendbrot. Solche anstrengenden Tage hatte ich bisher nur mit Schmerztablette überstanden. Diesmal bin ich gar nicht auf die Idee gekommen, eine zu nehmen, denn es ging auch so. Ich komme jetzt besser aus der Dusche, das Treppensteigen fällt mir leichter und ich laufe ganz anders, das haben auch meine Kinder festgestellt. Das alles führe ich auf die andere Ernährung zurück, die übrigens sehr einfach umzusetzen ist. Ich werde auf jeden Fall weitermachen. Was mich nur sehr irritiert, ist die Tatsache, dass ich schon so schnell einen Erfolg spüre. ... Das kann ich mir doch wohl nicht einbilden?

Ich grüße Sie ganz herzlich und bin sehr dankbar, Ihr Buch gefunden zu haben.

Hans-Georg Wagner
Frank-Wedekind-Straße 2B
D-65201 Wiesbaden
E-Mail: *juhwagner@t-online.de* (Rückfragen bitte nur per E-Mail)

11. August 2006
Hallo Herr Fisseler,
ich möchte gern Ihren in der Broschüre der Arthrose-Selbsthilfe geäußerten Wunsch nach Rückmeldung aufgreifen und Ihnen einen kurzen Erfahrungsbericht zukommen lassen.

Bei einem Urlaub im April 2005 machten sich meine Knie erstmals bemerkbar, als ich nach mehreren Dauerläufen an der Strandpromenade dumpfe Schmerzen verspürte. Dazu muss ich kurz erwähnen, dass ich seit meiner Jugend regelmäßig Dauerlauf (mindestens einmal wöchentlich jeweils rund eine Stunde) betreibe. Die Schmerzen steigerten sich in den Folgemonaten, was mich zu einigen Ruhepausen zwang; ich führte das zunächst auf Überlastung zurück. Die Situation eskalierte aber weiter, sodass ich Läufe wegen zu heftiger Schmerzen abbrechen musste und zusätzlich auch noch erhebliche Probleme beim Treppensteigen (insbesondere abwärts) bekam.

Im April 2006 war ich dann endlich so weit, mir ernsthaft Gedanken zu machen und einen Arzt zu konsultieren. Nachdem ein Orthopäde die Diagnose „beginnende Arthrose" gestellt und mir die üblichen Ratschläge erteilt hatte („Verschleiß, da kann man nichts machen, später operieren, Spritzen geben lassen"), ging es mir ähnlich wie Ihnen. Ich sagte mir ebenfalls: „Das kann es doch nicht sein" – und stieß bei Recherchen im Internet auf die Veröffentlichungen Ihrer Selbsthilfe-Gruppe und bestellte Ihre Broschüre.

Trotz erheblicher Skepsis verfuhr ich nach dem Motto: „Man kann es ja mal probieren, schaden kann es ja nicht", und stellte meine Ernährung entsprechend um. Und ich wagte es kaum zu glauben, aber rund vier Wochen später waren die Beschwerden deutlich reduziert. Ich kann wieder Treppen gehen, ohne auf jeden Tritt zu achten, und ich laufe wieder regelmäßig meine Waldrunden, allerdings mit etwas geringerem Tempo, ohne dass mich Schmerzen zum Aufhören zwingen (so ein bisschen spüre ich die Knie allerdings immer noch).

Die Konsequenz für mich ist natürlich, dass ich die Ernährungsumstellung beibehalte (wenn es auch zugegebenermaßen nicht immer hundertprozentig gelingt).

Nun habe ich Ihre Anstöße auch zum Anlass genommen, mich vermehrt mit Informationen zur gesunden Ernährung zu befassen, und insbesondere die von Ihnen empfohlenen Bücher von den Diamonds mit viel Gewinn gelesen.

Roger Hollenstein
Ermatingen/Schweiz

Nachdem ich etwa 3 Jahre verschiedenste Diagnosen gehört hatte, mit unterschiedlichsten Medikamenten behandelt und mir ein künstliches Kniegelenk in Aussicht gestellt worden war, habe ich Ihre Website entdeckt und ernähre mich jetzt nach der GAT.

Vorher konnte ich – obgleich ich früher Marathonläufer gewesen bin – nicht einmal mehr 3 Kilometer ohne Schmerzen im rechten Sprunggelenk und in den Knien laufen und musste den Lauf meist schnell wieder abbrechen. Auch bei längeren Autofahrten hatte ich Schmerzen in den Hüften und im Rücken.

Jetzt laufe ich wieder Halbmarathon ohne Schmerzen und das Fahrradfahren geht tipptopp. Ich fühle mich rundum wohl!

Grete G., aus Hamburg

Ich bin Jahrgang 1928 und leide seit vielen Jahren unter schwerer Arthrose in beiden Kniegelenken. Anfang dieses Jahres (2004) war es so weit, dass ich trotz Einnahme der in solchen Fällen üblicherweise verordneten Schmerzmittel weder schmerzfrei gehen, stehen, liegen noch sitzen konnte. Die Höherdosierung der Schmerzmittel zeigte keine Wirkung, außer dass sie zu einem enormen Anstieg meines Blutdrucks (200/100 und mehr) führte. Der Blutdruck war auch mit blutdrucksenkenden Mitteln nicht wirklich in den Griff zu bekommen, weil die Schmerzmittel die senkende Wirkung wieder aufhoben. Der behandelnde Arzt riet zu einer umgehenden Operation beider Gelenke und wusste über gute Erfolge in einer ihm bekannten Klinik zu berichten.

Da mir diese bevorstehende Operation überhaupt nicht geheuer war, machte ich mich verzweifelt auf die Suche nach einer Alternative. Ich wusste zwar nicht, was ich suchte, erfuhr aber nach ganz kurzer Zeit von Ihrer Selbsthilfegruppe. Und das war ein großer Glückstreffer!

Seit Ende Februar 2004 (das heißt seit etwa fünf Monaten) ernähre ich mich konsequent nach Ihren Ratschlägen. Ich habe in dieser Zeit 11 Kilogramm abgenommen und bin bei entlasteten Gelenken (liegen, sitzen) schmerzfrei. Kürzere Wege kann ich wieder gehen, Hausarbeit und leichte Gartenarbeit sind ebenfalls wieder möglich.

Natürlich bin ich nach dieser kurzen Zeit und bei dem fortgeschrittenen Stadium meiner Erkrankung noch nicht geheilt, und es gibt hin und wieder mal Tage, an denen ich sage: „Es war schon mal besser." Aber insgesamt habe ich einen gewaltigen Schritt in die richtige Richtung gemacht. Dafür bin ich Ihnen und der Gruppe sehr, sehr dankbar.

Ich bin fest davon überzeugt, dass ich Ihnen in einem halben Jahr oder auch früher von weiteren Fortschritten berichten kann.

Selbstverständlich dürfen Sie meinen vorläufigen Erfahrungsbericht veröffentlichen. Er zeigt ja vor allen Dingen, dass die GAT auch in schweren Fällen und in fortgeschrittenem Alter sehr gute Erfolge bringt.

B. Goldberg

Ich bin froh, dass ich ohne Operation davongekommen bin. Und das dank Ihrer Hilfe!

Ich hatte im rechten Daumen und im Handgelenk schmerzhafte Arthrose, der Daumen war geschwollen und steif. Ich musste sogar zwei bereits gebuchte Reisen absagen, weil ich nicht einmal mehr meinen Koffer tragen konnte.

Und was habe ich dann gemacht? Ich habe 2 Monate vegan gelebt nach Ihrem Buch *Arthrose – Der Weg zur Selbstheilung*. Anfangs war ich unsicher. Wenn Sie, liebe Frau Fisseler, nicht gewesen wären, die mir bei Fragen stets zur Seite stand, weiß ich nicht, ob ich das Ganze durchgehalten hätte. Übrigens habe ich drei geplante Daumen-Operationen kurzfristig abgesagt. Ich habe einfach gespürt, dass eine OP für mich nicht richtig ist. Unterstützend wirkten auch sechs physiotherapeutische Ultraschall-Behandlungen und eine homöopathischen Salbe (kein *Voltaren*!). Nun kann ich meinen Daumen wieder voll bewegen, ohne Einschränkungen. Allerdings achte ich jetzt immer auf meine Ernährung und esse überwiegend basenbildende Lebensmittel.

Nochmals ganz herzlichen Dank!

Angelika Wolzen
Bultstraße 34
D-59302 Oelde
Tel.: 00 49 (0) 25 22/96 04 38

Sehr geehrter Herr Fisseler, liebes Selbsthilfe-Team,
hier kommt mein Krankheitsbericht, wie ich ihn schon der Ärztekammer mitgeteilt hatte, da ich glaube, einem Behandlungsfehler zum Opfer gefallen zu sein.

Anlage: Abschrift Tagebuch 2002

ab 08.05.02: nach Gymnastik dickes Knie und Schmerzen
16.05.02: Knie wurde punktiert von Dr. Meis
19.05.02: alles Private abgesagt, starke Schmerzen
21.05.02: Knie nicht mehr ganz so dick, kann aber nicht laufen
20.06.02: das Knie wieder dicker
21.06.02: wieder Dr. Meis, Meniskusschaden
09.07.02: Krankenhaus Beckum, nach der Operation wahnsinnige Schmerzen!

11.07.02: immer noch wahnsinnige Schmerzen!
12.07.02: starke Schmerzen, Kribbeln in den Beinen
15.07.02: starke Schmerzen
16.07.02: Gemeinschaftspraxis Beckum, Dr. Pathe
17.07.02: wieder nicht geschlafen, starke Schmerzen, Tabletten vom Hausarzt geholt, helfen nicht!
18.07.02: wieder zum Arzt, nach Gemeinschaftspraxis Beckum, dort starke Schmerzen, Salbe
21.07.–29.07.02: Knie heiß und dick – wegen starker Schmerzen nicht geschlafen
30.07.02: wieder Praxis in Beckum, Dr. Skuginna
04.08.02: starke Schmerzen
05.08.02: wieder Praxis Dr. Meis in Gütersloh
12.08.02: Dr. Meis
15.08.02: Dr. Meis, immer noch die gleichen Schmerzen, Knie dick
21.08.02: Gemeinschaftspraxis Beckum, diesmal wieder ein anderer Arzt, Dr. Ohlmeier; er meint, es wird noch dauern
03.09.02: zu Dr. Meis wegen nicht auszuhaltender Schmerzen
06.09.02: Knie dicker, Schmerzen
10.09.02: Spritze Dr. Meis
16.09.–19.09.02: Schmerzen
20.09.02: wieder Spritze, trotzdem Schmerzen
27.09.02: Überweisung für CT
28.09.–05.10.02: Knie dick und Schmerzen
07.10.02: Dr. Meis punktiert und behandelt mit Cortison
10.10.02: Dr. Meis punktiert und Cortison
15.10.02: Dr. Rawitzer – abwarten
24.10.02: Knie dick, starke Schmerzen
28.10. 02: Dr. Rawitzer
07.11.02: Knie immer noch dick und heiß
15.11.02: starke Schmerzen
20.11.02: Cortison-Spritze Dr. Rawitzer

25.11.02: minimal besser
30.11.02: wie gehabt Schmerzen, Schmerzen, Schmerzen!

So ging es auch 2003 weiter; ich war insgesamt bei 19 Orthopäden, Chirurgen und Heilpraktikern, Osteopathen und so weiter. Die meisten sagten: „Da kann man nichts mehr machen, das Knie ist kaputt. Schade, dass Sie noch keine sechzig sind, dann könnten Sie ein neues Kniegelenk bekommen."

21.08.2003: Angeblich hatte ich immer noch oder schon wieder einen Meniskusschaden; erneute Meniskus-Operation – jetzt in Münster, danach minimale Besserung, das heißt, ich konnte ein halbes Jahr nach der zweiten Operation endlich 10 Minuten ohne Gehhilfen gehen, dann ½ Stunde Pause machen und so weiter. Das heißt: immer noch nicht allein einkaufen – einmal durch den Supermarkt ist in 10 Minuten kaum möglich. Hinzu kommen Depressionen.

Am 7. 09. 2004 bekam ich von Ihnen die Arthrose-Selbsthilfe-Hefte zugeschickt und ich dachte, das wird mir auch nicht helfen, schließlich esse ich schon fünfundzwanzig Jahre kein Fleisch mehr und trinke schon seit Jahren grünen Tee – ich habe es dann halbherzig probiert. Natürlich ohne Erfolg.

Ende März in diesem Jahr bin ich dann zu allem Übel auch noch in der Dusche ausgerutscht und hatte danach wieder höllische Schmerzen. Danach nahm ich noch einmal Ihre Hefte zur Hand und war jetzt endlich motiviert, es konsequent auszuprobieren, wenigstens sechs Wochen wollte ich durchhalten.

Das war mein Glück!

Schon nach drei Wochen spürte ich eine leichte Linderung, aber nach all den negativen Erfahrungen dachte ich: Das kann doch nicht sein, das ist bestimmt nur Einbildung.

Doch heute, nach sieben Wochen, ist es unglaublich, wie ein Wunder: Ich habe kaum noch Schmerzen und kann schon 30 Minuten ohne Gehhilfen laufen, allein einkaufen, die Wohnung aufräumen, spazieren gehen, ich bin überglücklich. Ich werde mich nie wieder anders ernähren! Und mir schmeckt es ausgezeichnet.

Vielen, vielen DANK! Ich weiß gar nicht, wie ich meine Dankbarkeit noch mehr ausdrücken könnte. Danke, danke, danke!

Sie können gern meinen Bericht veröffentlichen. Hier noch einige Daten dazu: Bei mir wurde im linken Knie Knorpelschaden in Stadium 4 festgestellt, das heißt, dass kein Knorpel mehr da war. Als mein Knieproblem begann, war ich einundfünfzig Jahre alt. Ein Dreivierteljahr nach der ersten Operation hatte ich mir auf Anraten meines Orthopäden ein Magnetfeld für 2200 Euro gekauft und es auch 2-mal täglich 20 Minuten lang benutzt – aber es half nicht. Ich war bei Spezialisten von Ostfriesland bis Freiburg. Zurzeit überlege ich, eine Selbsthilfegruppe in Oelde zu gründen. (Anmerkung des Autors: Sie wurde im Dezember 2005 gegründet, monatliche Treffen finden statt.)

Zusatz zu meinem Erfahrungsbericht:
18.09.2005: In den vergangenen Monaten ist mein Knie um 3 Zentimeter abgeschwollen, das heißt, es ist jetzt wieder ganz normal! Eine Stunde Einkaufsbummel ist ohne Rückfall möglich! Seit Monaten komme ich ohne Schmerzmittel aus! Und die Tabletten und Spritzen gegen die jahrelangen (fünfundzwanzig Jahre) – nicht nur nächtlichen – Wadenkrämpfe benötige ich auch nicht mehr!

Mir geht es richtig gut! Und das habe ich vor allem Ihnen zu verdanken, deshalb noch einmal ein Riesen-Dankeschön.
Es grüßt sie überglücklich und herzlich
Angelika Wolzen

Heike Schoenfeld
D-Kamp-Lintfort
E-Mail: *heike.schoenfeld@gmx.de*

Im August 2013 bin ich mit einem geschwollenen, deformierten Finger zum Orthopäden gegangen. Dieser diagnostizierte eine Arthritis. Die Röntgenaufnahmen bestätigten den Befund: Mittelfinger und Zeigefinger waren betroffen, Letzterer wies aber noch keine so starke Schwellung und Deformation auf. „Das haben Sie geerbt. Da kann man nichts machen … die anderen Finger werden auch irgendwann so aussehen", meinte der Arzt.

Das wollte ich nicht hinnehmen und meine Recherche lies mich auf ihre Website stoßen. Sofort habe ich mir die empfohlene Literatur gekauft und alles brav befolgt – ohne dass es mir etwas ausgemacht hätte. Die Smoothies sind genial! Ich brauche keinen Zucker mehr und auch meine Sucht nach Käse ist besiegt. Im Italienurlaub habe ich ein wenig gesündigt. Es hielt sich jedoch in Grenzen. Fisch und Fleisch mag ich gar nicht mehr und meinem früher so heiß geliebten Brot weine ich keine Träne nach. Die vegane Ernährung empfinde ich als viel abwechslungsreicher als die konventionelle Kost.

Und: Das Ergebnis ist einfach überwältigend. Die Schwellung ist weg, ich habe keinerlei Schmerzen mehr und was das Tollste ist … auch die Symptome meiner anderen Erkrankungen haben sich gebessert. Seit 15 Jahren leide ich an einer seltenen Erkrankung (*Systemische Mastozytose* mit Beteiligung der Haut). Seit 12 Jahren nehme ich dagegen täglich Antihistaminika ein … jetzt nehme ich sie nur bei Bedarf, und ich habe nur noch selten Symptome. Seit 10 Jahren habe ich Bluthochdruck und nehme dagegen Diuretika. Seit 3 Wochen brauche ich die Medikamente nicht mehr, die Werte sind im Normbereich. Seit 6 Jahren leide ich an Fibromyalgie und habe dagegen letztes Jahr hochdosiert Analgetika erhalten. Ich hatte mich mit den Schmerzen arrangiert. Seit 3 Wochen habe ich kaum noch Schmerzen. Meine einzige Medizin kommt jetzt aus der Natur!

Kurzum: Ich fühle mich jetzt einfach gut ... und dafür sage ich: Danke!

R. Schmid
Kolonnenführer der Straßenmeisterei aus Deuerling
(Arthrose-Schmerzpatien von Pysiotherapeut Hubert Brüderlein, Regensburg, Tel.: 0049 (0)941/4 10 33)

Viele Wege führen nach Rom – mit Ernährungsumstellung und LNB Motion *zu mehr Lebensqualität*

1100 Kilometer in fünfeinhalb Tagen – nach Rom und zurück – mit dem Fahrrad ... und das mit zwei kaputten Knien. Dass ich das geschafft habe, verdanke ich meinem Physiotherapeuten und dem Buch *Arthrose – Der Weg zur Selbstheilung* von Eckhard K. Fisseler.

Seit Jahren bin ich begeisterter Rennradfahrer, aber meine Knieprobleme haben mich immer mehr eingeschränkt. Ich hatte schon drei Meniskus-Operationen, die letzte vor etwa drei Jahren.

Hubert Brüderlein lernte ich bei einem seiner Vorträge kennen, und das, was er sagte, begeisterte mich. Als ich dann vor etwa zweieinhalb Jahren kurz davor war, mein Knie wieder wegen Arthrose operieren zu lassen, fragte ich in seiner Praxis um Rat. Der Tipp, es einmal mit *LNB Motion* (Bewegungslehre) und mit einer Ernährungsumstellung zu versuchen, war ein Treffer ins Schwarze.

Schon allein mit *LNB Motion* ging es mir supergut, aber den richtigen gesundheitlichen Durchbruch erlebte ich, nachdem ich die Ernährung nach der GAT (Ganzheitlichen Arthrose-Therapie nach Eckhard K. Fisseler) umgesetzt und konsequent etwas gegen meine Übersäuerung getan hatte. Ich würde sagen: Die drei Säulen – *LNB Schmerztherapie*, *LNB Motion* und die Ernährungsumstellung nach der GAT – haben mir 90 Prozent mehr Lebensqualität gebracht!

Walter Hanke (75)
Wolfershäuser Straße 13
D-34295 Edermünde
Tel.: 00 49 (0) 56 65/57 49

2. Dezember 2000
Im Herbst 1999 hatte ich starke Schmerzen im linken Knie. Ich ging zum Orthopäden, der auf der Röntgenaufnahme Arthrose im linken Hüftgelenk feststellte. Auf meine Frage, wie man das wieder wegbekomme, antwortete er: „Überhaupt nicht." Arthrose sei nicht heilbar. Er sagte: „Wenn es schlimmer wird, bekommen Sie von mir schmerzstillende Mittel. Und wenn es gar nicht mehr geht, müssen wir operieren."

Da ich auch schon immer Schwierigkeiten mit den Bandscheiben hatte, wurden die Schmerzen dann im Laufe des kommenden Frühjahres immer schlimmer. Ich konnte mir nur noch unter Schmerzen die Socken anziehen und die Schnürsenkel zubinden. Das Ein- und Aussteigen ins beziehungsweise aus dem Auto war ganz schlimm. Wenn ich etwas Schweres gehoben hatte, ging gar nichts mehr und ich musste mich hinlegen. Ich erfuhr, dass die Schmerzen schwächer werden, wenn man Schuhe mit weicher Sohle trägt, und ich stellte fest, dass das stimmt.

Ende Juni 2000 las ich in einer Zeitung einen Bericht über die Arthrose-Selbsthilfe in Felsberg. Ich fuhr dorthin und war von den Ausführungen des Herrn Fisseler stark beeindruckt. Ich kaufte mir das Heft „Arthrose – Der Weg zur Selbstheilung" und fing gleich mit der Umstellung der Ernährung an. Außerdem kaufte ich mir die beiden Bücher, die in diesem Heft vorgestellt wurden, und nahm mir vor, die Ernährungsumstellung zwei Jahre lang durchzuhalten.

Zu Beginn der neuen Ernährungsweise wog ich 79 Kilogramm. Nach ungefähr acht Wochen hat sich mein Gewicht auf 68 Kilogramm eingependelt. Hinzufügen möchte ich noch, dass sich die Schmerzen erheblich gebessert hatten.

Inzwischen geht es mir so gut, dass ich zeitweise vergessen kann, dass ich Arthrose habe. Ich bin tagelang vollkommen schmerzfrei. Nur wenn ich etwas Schweres hebe, werde ich sofort daran erinnert, doch mit dem Unterschied, dass ich mich heute nicht mehr hinlegen muss, wenn ich zu schwer gehoben habe. Es hat nicht mehr die extremen Folgen.

Ich muss Herrn Fisseler und seinen Freunden dankbar dafür sein, dass diese in selbstloser Weise vielen Menschen helfen, die mit so einer schmerzhaften Krankheit behaftet sind. Ich wünsche mir, dass der Verein sich festigt und entwickelt und die von ihm propagierte Ernährungsweise bei den Kranken Bestandteil einer Therapie wird.

Gut finde ich die monatlichen Vortragsabende. Hier kann sich jeder Besucher in den Diskussionen ein Bild von den Erfolgen derjenigen machen, die die Therapie schon einige Zeit lang machen. Zudem hat jeder die Gelegenheit, Fragen zu stellen, und bekommt auf diese Weise eine erfahrene Begleitung der Therapie.

Ein motivierender Erlebnisbericht von Astrid Schaper

Astrid Schaper ist Autorin des Kochbuches „Es gibt auch einen anderen Weg“. Sie hat am 3. September 2002 zum 29. Monatstreffen der Arthrose-Selbsthilfe spontan einen leidenschaftlichen Vortrag gehalten:

Mit dem Essen ist das immer so eine Sache. Man kann sich satt essen und man kann sich „überfressen“. Als wir in unserer Familie noch Fleisch-, Wurst-, Käse- und Allesesser waren, haben wir uns überfressen – aber das war früher. Jetzt, seit mehr als zweieinhalb Jahren, seitdem wir unsere Ernährung umgestellt haben, sieht das anders aus. Die ganze Familie hat mitgezogen – mein Mann war der Arthrose-Patient – aber auch unsere drei Kinder habe mitgemacht; eines davon war damals schon nicht auf Fleisch aus und somit sind wir einfach umgeschwenkt auf vegetarische Kost.

Dem Vorschlag, wir könnten nach zwei Jahren wieder so essen wie früher, muss ich widersprechen. Ich würde wahrscheinlich auch in zehn Jahren kein Fleisch mehr essen. Irgendwann ist man den ganzen Dingen, die in der Zwischenzeit durch die Presse gegangen sind – Rinderwahnsinn, Skandale, Hormone, wie Fleisch auf den Markt kommt und wie Tiere gehalten werden ... –, so überdrüssig, dass man sagt: „Wir brauchen das gar nicht. Wir haben so viel Auswahl an vegetarischer Kost.“ Wir sind dabei nicht bei dem bisschen Gemüse geblieben, das wir früher als Beilage auf dem Teller hatten, sondern wir haben unsere Ernährung total umgestellt und die Portionen entsprechend vergrößert. Wir haben völlig neue Lebensmittel entdeckt, die wir früher überhaupt nicht kannten. Somit ist unser Tisch sehr viel vielfältiger geworden.

Ich brauche kein Fleisch. Ich weiß nicht einmal, wohin ich es auf meinen Teller legen sollte. Er ist randvoll, da passt kein Fleisch mehr drauf. Da kommen keine Buletten mehr drauf und auch kein Fisch ...

„Warum muss ein Tier geschlachtet werden?“, frage ich mich.

Unser Verhalten ist wirklich schlimm geworden. Die Marktwirtschaft hat es uns aufgedrängt. Das Fleisch wurde billiger und billiger. Wir haben damals das Hackfleisch für 4,99 Mark pro Kilogramm bekommen und damit kann man jedes Gericht verzaubern. Die Rezeptbücher quellen über mit Fleischrezepten, und wenn Gäste kommen, dann wird natürlich richtig aufgetischt – aber das war früher, ich habe mir das abgeschminkt. Selbst Besucher dürfen bei uns nicht rauchen – das durften sie schon früher nicht – und es gibt auch für meine Gäste grundsätzlich vegetarisches Essen. Ich habe noch niemanden gehört, wie er sich beschwert hat. Mein Vater verlangt immer, dass viel Soße beim Essen ist, das ist auch kein Problem. Warum muss ich Fleisch auf den Tisch stellen, nur weil Besuch kommt oder weil irgendein besonderer Anlass ins Haus steht? Wenn die Kinder Spaghetti mit Soße haben, sind sie eh glücklich, und wenn es Vollkornnudeln sind, dann müssen sie sich halt daran gewöhnen. Das tun sie auch – es gibt keine Probleme damit. Es ist ein Umdenken dafür erforderlich und das muss in unserem Kopf erfolgen. Das ist ein ganz wichtiger Prozess.

Wenn der Arzt zu Ihnen sagt: „Diese Arthrose ist nicht heilbar", was geht dann in Ihrem Kopf vor? Dann werden Sie sich sagen: „Oh, ich habe eine böse Krankheit, ich habe vielleicht Krebs oder ich habe Arthrose und keiner kann was dagegen tun. Irgendwann werde ich daran sterben und werde schlimme Schmerzen haben." Es wäre hilfreicher, der Arzt würde sagen: „Da bahnt sich was an in Ihrem Gelenk. Sie müssten die Ernährung umstellen. Das kriegen wir aber wieder hin, gar kein Problem. Sie müssen fest daran glauben und Sie schaffen das. Sie stellen einfach so ein bisschen was um, essen etwas anderes und Sie werden sehen, in drei bis vier Wochen geht es Ihnen schon sehr viel besser. Machen Sie das mal nach diesen Regeln."

In letzter Zeit können wir feststellen, dass immer mehr Ärzte umdenken und diese wichtigen Informationen an ihre Patienten weitergeben. Wo das nicht der Fall ist, frage ich mich: „Warum nicht?"

Denken Sie darüber nach: Warum nimmt der Arzt Ihnen diese Hoffnung, dass es Ihnen bald wieder besser gehen wird. Das ist eine Unverschämtheit. Dagegen müssen Sie protestieren. Sie haben das Recht, gesund zu werden.

Der liebe Gott, unser Schöpfer, hat uns diese Gabe mitgegeben: Wir haben Selbstheilungskräfte in uns. Jede Wunde, die wir uns zufügen, heilt auf ganz normale Weise wieder zu. Sie heilt im Normalfall von allein. Warum der Knorpelschaden nicht? Weil wir uns dieser Massenindustrie hingeben und sehr viel Zeug essen, das die Fabrik durchlaufen hat. So etwas wird uns niemand sagen, denn die Industrie verdient ja blendend an uns.

Sehen Sie sich die Werbung an, sehen Sie sich an, was dort für Kinder angeboten wird. Das ist der Horror. Im Fernsehen wird den Kindern suggeriert, was sie zu essen haben und was ihre Eltern ihnen gefälligst auf den Teller packen müssen. Das muss alles teuer bezahlt werden. Wenn wir diesen Kindern etwas Natürliches vorsetzen, dann sagen sie: „Das esse ich aber nicht, das kommt ja gar nicht aus der Verpackung und da ist gar kein Bild dabei." Natürliche Lebensmittel kennen sie gar nicht mehr und sie sind diese auch geschmacklich nicht gewöhnt. Wo kein Zucker dran ist, das essen sie nicht. Ihre Geschmacksnerven haben sich umgestellt.

Das wird Ihnen, wenn Sie Ihre Ernährung umstellen, auch so gehen. So lange, wie Sie das nicht gewohnt sind, schmeckt es ungewöhnlich, weil Sie den natürlichen Geschmack gar nicht mehr kennen. Dass wir überhaupt einen Apfel noch pur essen, ist ja eigentlich schon ein Unding. Man muss doch alles irgendwie verfeinern und verbessern und etwas drüberstreuen, damit es überhaupt noch schmeckt.

Zurück zu dem Arzt, der uns nicht sagt: „Das ist heilbar." In einem solchen Moment müssen wir selbst aktiv werden, müssen uns täglich neu bewusst machen, dass wir gesund werden können. Wir müssen uns sagen: „Ich schaffe das, ich kriege das in den Griff.

Warum soll ich diesen Fraß essen, der mir in der Werbung suggeriert wird. Das mache ich nicht. Ich esse jetzt anders. Ich probiere das jetzt mal aus."

Sie müssen sich nicht die Hoffnung nehmen lassen, nicht denken, dass Sie das nicht schaffen. Alles ist machbar. Sie haben Ihr Schicksal selbst in der Hand. Sie können den Knoten lösen. Das kann der Arzt Ihnen nicht abnehmen. Er kann Ihnen nur jede Pille verschreiben – und daran verdienen der Apotheker und die Pharmaindustrie. Aber gesund werden können Sie nur ganz allein.

Was wir bisher gemacht haben, hat uns nicht geholfen, also gehen wir jetzt einen anderen Weg. Wir haben dadurch, dass wir unsere Nahrungsaufnahme selbst regulieren, alles im Griff. Versuchen Sie das mal!

Sie müssen sich natürlich auch täglich bewegen. Wer rastet, der rostet. Wer schon eine Behinderung hat und wem es im Knie wehtut, der vermeidet natürlich gern jede Belastung. In einem solchen Fall müssen Sie den inneren Schweinehund beiseiteschieben und ihm sagen: „Hau ab, ich gehe jetzt erst einmal eine Runde spazieren." Tun Sie einfach so, als ob Sie den Hund Gassi führen müssen, oder schließen Sie sich einer Gruppe an, mit der Sie regelmäßig laufen oder turnen.

So, das war jetzt erst einmal mein Beitrag zum heutigen Abend.

Die Ganzheitliche Arthrose-Therapie hilft bei vielen Krankheiten

Aufgrund der vielen Erfahrungsberichte von Mitgliedern der Arthrose-Selbsthilfe und eigener Recherchen weiß ich, dass sich durch die Ganzheitliche Arthrose-Therapie neben der Arthrose auch andere Erkrankungen bessern oder sogar völlig heilen lassen. In meinem Computer habe ich eine kleine Datei angelegt, in der ich solche Erkenntnisse sammle.

Daraus geht hervor, dass durch die Ernährungsumstellung nach den Regeln der GAT Beschwerden bei Erkrankungen wie Rheuma, Bluthochdruck, Arteriosklerose, Herz-Kreislauf-Problemen, Diabetes Typ 2, Allergien, Neurodermitis und Asthma gelindert werden konnten. Dass Ernährungsfehler Krebs auslösen, kann ich nicht bestätigen, allerdings habe ich Hinweise auf die Selbstheilung von Tumor-Erkrankungen gefunden.

Warum sich die GAT nicht nur positiv auf Arthrose, sondern auch auf viele andere Erkrankungen auswirkt, liegt auf der Hand: Professor Dr. Lothar Wendt hat nachgewiesen, dass die Basalmembran in den Blutgefäßwänden im ganzen Körper durch abgelagertes Eiweiß um ein Vielfaches ihrer normalen Dicke anschwillt. Die Folgen sind eine Unterversorgung der Zellen mit Nährstoffen und die Anhäufung von Abfallstoffen in den Zellen, die nicht abtransportiert werden können, weil ihnen der Weg zurück zur Blutbahn versperrt ist. Das führt schließlich zur Vergiftung und zur Übersäuerung und letztlich überall im Organismus zu Beeinträchtigungen. Die Liste der durch Eiweißmast hervorgerufenen Krankheiten ist deswegen sehr lang.

Rheuma

Die Ganzheitliche Arthrose-Therapie hilft nicht nur Menschen mit Arthrose, vielmehr lässt sie sich bei allen Rheumakrankheiten ebenfalls erfolgreich einsetzen. Dazu zählt auch die *Fibromyalgie*, eine chronische Schmerzkrankheit mit Beschwerden am Gelenk- beziehungsweise Bewegungsapparat.

Diabetes Typ 2

Diabetes mellitus vom Typ 2, landläufig auch „Altersdiabetes" genannt, tritt auf, weil die Körperzellen nicht ausreichend mit Zucker versorgt werden. Professor Wendt legt in seinem Buch „Die Eiweißspeicherkrankheiten" dar, dass durch den Stopp der Produktion von Insulin – das ist ein lebenswichtiges Hormon, das den Blutzuckerspiegel reguliert – der Zuckeranteil (Zuckerpartialdruck) im Blut steigt, denn die Zelle „ruft" nach Zucker. Dieser kann die mit Eiweiß „verkleisterte" Basalmembran aber nur schwer passieren und gelangt deswegen nicht oder nur in viel zu geringen Mengen in die Zelle.

Und was macht der Mensch? Er spritzt Insulin, anstatt den Eiweißspeicher, die Ursache dieses Übels, zu leeren. Dabei müsste er keinen Hunger leiden. Es würde genügen, für einige Zeit tierisches Eiweiß mit der von Lothar Wendt empfohlenen Eiweißabbaudiät zu meiden, wie sie auch im Rahmen der GAT durchgeführt wird.

Osteoporose

Eine weitere Folge, die sich aus dem Konsum von zu eiweißreicher Nahrung ergibt, ist die erhöhte Säureproduktion bei der Verdauung und bei dem Transport von Eiweißen. Die Säure löst Calcium und andere Mineralsalze auf und fördert dadurch deren Abbau in den Knochen. Diese werden dadurch brüchig. Der übermäßige Abbau von Knochensubstanz wird als „Osteoporose" bezeichnet. Dabei handelt es sich nicht um eine Calcium-Mangelkrankheit, wie vielfach behauptet wird. Vielmehr beruht sie auf einem Säureschaden, der auch die Gelenkknorpel zerstört, was wiederum zu Arthrose und Arthritis führt.

Auch die Osteoporose lässt sich nur durch einen Eiweißabbau im Körper in den Griff kriegen. Mit der Ganzheitlichen Arthrose-Therapie bietet die Arthrose-Selbsthilfe eine Lösung an. Leider wird dieses Wissen weder von den Schulmedizinern noch von den Krankenkassen verbreitet.

Cholesterin und Übergewicht

Cholesterin ist eine fettähnliche Substanz, die der Körper an sich dringend benötigt. Vor einem zu starken Anstieg der Cholesterinwerte, der laut Meinung einiger Experten angeblich gesundheitsschädlich sein soll, brauchen sich Menschen, die sich an die Regeln der Ganzheitlichen Arthrose-Therapie halten, nicht zu fürchten. Denn die GAT reguliert den Cholesterinspiegel ebenso wie ein zu hohes Körpergewicht.

Allergien

Allergien sind eine weitverbreitete Plage. Sie sind eine Folge von nicht aus dem Körper ausgeleiteten Schadstoffen. Das Zuviel an Giften und Abfallstoffen überfordert unser Immunsystem und löst die

Ausschüttung von Histamin aus – eine Substanz, die bei Allergien vermehrt freigesetzt wird. Um die Erkrankung an der Wurzel zu packen, ist nicht das Vermeiden Allergie auslösender Stoffe zum Beispiel in Blütenpollen angesagt, vielmehr müssen wir den Eiweißspeicher in unserem Körper abbauen. Nur das führt zum Abschwellen der Blutgefäßwände und letztlich dazu, dass die Schadstoffe unsere Zellen über die Blutbahn verlassen können.

Arteriosklerose, Herzinfarkt und Schlaganfall

Schlaganfall und Herzinfarkt sind heute die häufigsten Todesursachen. Ausgelöst werden sie durch Arteriosklerose, das heißt durch Ablagerungen in den Arterien. Diese Krankheit entwickelt sich schleichend. Die Betroffenen merken zunächst nichts davon. Mit der Zeit werden die Blutgefäße aber immer enger, sodass die Gefahr steigt, dass sie sich irgendwann ganz verschließen und bestimmte Bereiche nicht mehr oder nicht mehr ausreichend durchblutet werden. Je nachdem, ob diese Unterversorgung im Gehirn oder im Herzen auftrat, kommt es dann zu einem Schlaganfall oder Herzinfarkt.

Arteriosklerose und damit auch Herzinfarkt und Schlaganfall könnten durch rechtzeitigen Eiweißabbau leicht vermieden werden, denn die Ablagerungen in den Arterien sind identisch mit dem in der Basalmembran der Blutgefäßwände abgelagertem überschüssigem Eiweiß. Durch die Ernährungsumstellung gemäß der GAT wird das Eiweiß abgebaut. So kann die Arteriosklerose geheilt und die Neubildung von Ablagerungen verhindert werden.

Bluthochdruck

Durch Eiweißabbau mithilfe der Ganzheitlichen Arthrose-Therapie lässt sich auch der in der Bevölkerung weitverbreitete Bluthochdruck vermeiden. Dies bestätigen viele Menschen, deren Blutdruck früher so hoch war, dass sie Tabletten nehmen mussten. Durch die Anwendung der GAT hat ihr Blutdruck sich normalisiert, sodass sie keine Medikamente mehr benötigten.

Der Grund dafür ist einfach: Ist das Innere der allerfeinsten Blutäderchen, auch „Kapillaren" oder „Haargefäße" genannt, durch Eiweißablagerungen stark verengt, können sich die roten Blutkörperchen nur mit großer Mühe durch diese Blutgefäße hindurchzwängen. Dafür ist ein höherer Blutdruck erforderlich, den das Herz durch zusätzliche Arbeitsleistung aufbauen muss. Spätfolgen durch Überlastung des Herzmuskels sind dadurch programmiert. Diese Vorgänge werden in dem Buch von Peter Mayr und Harald Stossier „Gesund leben durch die Eiweiß-Abbau-Diät" deutlich erklärt.

Zu hoher Blutdruck ist oft schon bei jüngeren Menschen ein Problem, lang bevor Arthrose oder Diabetes Typ 2 sich bemerkbar machen. Dr. Max Otto Bruker bezeichnet diese drei Erkrankungen als „Zivilisationskrankheiten". Professor Dr. Lothar Wendt zählt sie zu den Eiweißspeicherkrankheiten, die durch die bei unserer Ernährungsweise üblich gewordene Eiweißmast hervorgerufen werden. Oft kommen noch Stress in Beruf und Ausbildung, seelische Probleme und andere Faktoren als Krankheitsbeschleuniger hinzu. Das führt in unserer hektischen Zeit mit allzu eiweißreicher Nahrung dazu, dass körperliche Schäden wie Bluthochdruck immer öfter auch schon bei immer jüngeren Menschen auftreten.

Nach Ansicht der Naturheilkunde ist es der falsche Weg, eine von der Natur als erforderlich erachtete Blutdruckanhebung dauerhaft mit Tabletten zu senken. Besser ist es, die Ursache zu bekämpfen, indem die Eiweißablagerungen in den Kapillaren reduziert werden. Das lässt sich mit der in diesem Buch empfohlenen Ernährungsweise relativ leicht erreichen.

Nicht nur ein zu hoher, sondern auch ein zu niedriger Blutdruck lässt sich mit einer natürlichen Lebensweise nach der Ganzheitlichen Arthrose-Therapie regulieren. So konnten Teilnehmer unserer Selbsthilfegruppe, die vor der GAT morgens nur mit einer Tasse Kaffee auf die Beine kamen, später ganz ohne diese Starthilfe ihren Tageslauf beginnen.

Professor Thomas Wendt hat am 4. Februar 2003 in Felsberg auf dem 34. Monatstreffen der Arthrose-Selbsthilfe einen Vortrag gehalten zum Thema „Das Konzept der Eiweißspeicherkrankheiten". In der anschließenden Fragestunde sagte er: „Wenn ich mich in die Lage eines normal ausgebildeten Mediziners versetze und ich würde in einer naturheilkundlichen Zeitung lesen, dass man mit einer einzigen Maßnahme so schwerwiegende Risikofaktoren wie Herzinfarkt, Schlaganfall, Bluthochdruck, Diabetes Typ 2 und fast alle Erkrankungen des rheumatischen und allergischen Formenkreises wirksam behandeln und beseitigen kann, dann wäre auch ich sehr skeptisch."

Dennoch: Was Lothar Wendt, der Vater von Thomas Wendt, vor einigen Jahrzehnten entdeckt und in seinem Buch „Die Eiweißspeicherkrankheiten" (zu bestellen unter *www.arthroseselbsthilfe.de*) ausführlich und überzeugend dargestellt hat, ist eine Revolution in der Medizin: All die oben beschriebenen Krankheiten werden durch einen überfüllten Eiweißspeicher ausgelöst und alle sind heilbar, indem die Eiweißspeicher mithilfe der Ganzheitlichen Arthrose-Therapie geleert werden. Diese wertvollen Erkenntnisse wollen die Mächtigen in unserer Gesellschaft nicht sehen, weil sie sich nicht in bare Münze umsetzen lassen.

Unser Gesundheitssystem ist krank

Das Leben ist ein ständiger Wandel und wer sich nicht verändert, der lebt nicht. Die in diesen Worten enthaltene Wahrheit wird leider allzu oft missachtet. Häufig stemmen sich viele mit aller Macht gegen neue Einsichten in der Medizin. Dabei werden viele Erkenntnisse, die uns gesund machen könnten, unterdrückt.

Verfehlte Gesundheitspolitik

Weil Politiker sich unmöglich in allen Detailfragen auskennen können, ist es notwendig, dass sie sich von Lobbyisten beraten lassen. Wenn diese aber nur die Interessen ihrer Gruppe vertreten, ohne die Interessen der Mehrheit des Volkes zu beachten, dann ist es erforderlich, dass die Politiker die andere Seite ebenfalls anhören. Bei einer verantwortungsvollen Politik ist genau das der Fall. Leider sieht die Praxis häufig anders aus. Oft liegt das daran, dass diese andere Seite eine zwar große, aber schlecht informierte und darum schweigende Mehrheit vertritt. Auf einen solchen Fall unter vielen möchte ich im Folgenden näher eingehen. Unser Gesundheitssystem ist Not leidend. Trotz steigender Ausgaben nimmt die Zahl der Kranken und der unheilbaren Krankheiten nicht ab, sondern zu. Von der Mehrheit der Ärzte wird auch Arthrose als unheilbar eingestuft.

Dass von einer kleinen Gruppe über Heilerfolge bei Arthrose berichtet wird, nimmt die Mehrheit der Mächtigen nicht zur Kenntnis. Dabei werden Ursache und Therapie in dem 1984 erschienenen Buch von Professor Lothar Wendt „Die Eiweißspeicherkrankheiten" ausführlich beschrieben. Wer sich gemäß dieser Erkenntnisse selbst behandelt, der ist erfolgreich. Die Therapie nach Wendt besteht im Wesentlichen aus einer einfachen Ernährungsumstellung. An diese kann sich jeder nach Anleitung halten.

Laut Professor Wendt können neben Arthrose alle Zivilisationskrankheiten wie Bluthochdruck, Schlaganfall, Herzinfarkt, *Diabetes mellitus* vom Typ 2, Rheuma, Gicht, Allergien mit dieser Ernährungsumstellung geheilt oder die damit einhergehenden Beschwerden doch zumindest erheblich gelindert werden. Wir müssten also nur anders essen, um gesund zu werden. Keine Medikamente, keine Operationen sind erforderlich. Bei Arthrose zum Beispiel wären die enorm teuren Operationen vermeidbar, bei denen den Kranken künstliche Gelenke eingesetzt werden und mit denen die Ursache der Erkrankung sowieso nicht beseitigt werden kann.

Wenn die Erkenntnisse von Professor Lothar Wendt in den vergangen zwei Jahrzehnten nicht verschwiegen worden wären, dann wäre vielen Menschen geholfen. Aber unsere Ärzte erfahren in ihrer Ausbildung nichts über solche Alternativen und die Krankenkassen lehnen es ab, ihre Versicherten zu informieren – mit dem Hinweis, dass ihr ärztlicher Berater das nicht befürwortet. Das kann er auch nicht, denn wie gesagt: Er hat es nicht gelernt. Die Krankenkassen erklären, dass die Wirksamkeit dieser Methode der Ernährungsumstellung nicht wissenschaftlich bewiesen sei. Dabei verschweigen sie: Sie wurde von der Wissenschaft bislang auch nicht widerlegt.

An der Erforschung sind unsere Forscher nicht interessiert. „Niemand kann etwas daran verdienen, wenn wir nur anders essen müssen, um gesund zu werden", habe ich einen Wissenschaftler einmal sagen hören. Und in der Tat: Wenn bekannt wird, dass das Heilen dieser schmerzhaften Erkrankung zum Nulltarif zu haben ist, müssen Kliniken, die sich auf die unnötigen und teuren Gelenkoperationen spezialisiert haben, geschlossen werden. Aber sollen wir wirklich alles so lassen, wie es ist, nur um zu verhindern, dass Ärzte arbeitslos werden? Darf der Fortschritt gebremst werden, nur damit überflüssige Gelenkoperationen noch möglichst lang durchgeführt werden können? An alten Strukturen festzuhalten, um die Arbeitslosigkeit von Ärzten und medizinischem Personal zu verhindern, ist wohl das unsinnigste Argument, das sich denken lässt.

Arthrose steht hier beispielhaft für viele Krankheiten, die als chronisch oder unheilbar gelten und bei denen Ärzte nur die Symptome behandeln, weil sie die Ursachen nicht kennen. Das ist zum Beispiel bei der Verabreichung von blutdrucksenkenden Mitteln, Insulin bei Diabetes oder Salben gegen Neurodermitis der Fall. Damit werden allenfalls die Symptome gelindert, die Ursachen jedoch nicht beseitigt.

Aber wer die Ursachen nicht kennt, kann eben auch nicht heilen. Das Wissen über die Ursache von Arthrose und andere Krankheiten existiert seit mehr als fünfzig Jahren. Würde es angewendet, könnte unser bald nicht mehr finanzierbares Gesundheitswesen vor dem Zusammenbruch bewahrt, die Todesfälle durch Schlaganfall und Herzinfarkt radikal vermindert und für viele Langzeitleidende das Leben wieder lebenswert gemacht werden – und das, ohne die Solidargemeinschaft mit ausufernden Kosten zu belasten. Sollte das Reden vom „sozialverträglichen Frühableben“ nicht als Scherz verstanden werden? Ist ein hohes Lebensalter bei guter Gesundheit aus gesellschaftlicher Sicht nicht erstrebenswert? Die russische Ärztin Galina Schatalova hat ausgerechnet, dass wir bei vernünftiger Lebensweise und voller Gesundheit hundertfünfzig Jahre alt werden können. Ihr Buch „Wir fressen uns zu Tode“ ist sehr empfehlenswert.

Zweifellos ist ein Wandel in unserem Gesundheitswesen notwendig. Aber er wird nicht von oben kommen, nicht von den Ärzten, nicht von den Krankenkassen, nicht von den Managern und auch nicht von den Politikern, die dafür zuständig sind und mit fürstlichem Einkommen von uns bezahlt werden. Die Montags-Demonstrationen der vergangenen Jahre sind ein Hinweis darauf, dass die Politik ihren Aufgaben nicht gerecht wird. Die einfachen Menschen wollen nicht weiter unaufgeklärt und dumm bleiben, stumpfsinnig ihrer Arbeit nachgehen und sich geduldig melken lassen. Das Volk kann denken, ist aufgestanden und will den notwendigen Wandel von unten einleiten.

Es muss ein Ende haben mit der mangelhaften Informationspolitik. Die Menschen wollen mitreden und mitentscheiden. Das vorhandene Wissen soll allen zur Verfügung stehen und allen nutzen. Wenn einige Medien sich weigern, dieser Aufgabe gerecht zu werden, vielleicht weil sie von Werbeaufträgen der Pharmaindustrie abhängig sind, dann ist das ebenso verwerflich wie das Verhalten von Medizinern, die von ihrem Mainstream-Denken nicht abweichen wollen.

Die Lösung: Kommunikation statt Konfrontation

Auf dem Gesundheitstag 2000 in Berlin wurden eine Änderung im Gesundheitssystem, eine Gesundheitsbewegung von unten und eine ganzheitlich integrierte Versorgung gefordert. Damals hieß es: Nötig sei eine Vernetzung aller Gesundheits- und Patienten-Initiativen. In diesem Sinne sucht auch die Arthrose-Selbsthilfe die Zusammenarbeit mit Ärzten. Konkret könnte das so aussehen: Die Mediziner empfehlen ihren Arthrose-Patienten möglichst frühzeitig, sich an unsere Selbsthilfegruppe zu wenden. Einige Ärztinnen und Ärzte aus der nordhessischen Region machen das bereits.

Für die Menschen, die an der Ganzheitlichen Arthrose-Therapie teilnehmen, ist es nicht wichtig, ob die Methode, mit der sie ihre

Schmerzen loswerden, wissenschaftlich anerkannt ist oder nicht. Ihnen reicht es, gesund zu werden. Nun ist es nicht das Ziel unserer Selbsthilfegruppe, lediglich in einigen Praxen Nordhessens Beachtung zu finden. Vielmehr wollen wir die Bevölkerung landesweit und flächendeckend über unsere Erfolge informieren. Um das zu erreichen, ist es wünschenswert, dass Wissenschaftler sich endlich mit dieser Thematik beschäftigen und ihre Arbeiten darüber öffentlich machen.

Nachdem ich in einem Lexikon und an anderer Stelle gelesen habe, dass die Schulmedizin sich zwar wissenschaftlicher Methoden bedient, selbst aber keine Wissenschaft ist, stellt sich die Frage, ob wir uns überhaupt nach der Wissenschaftlichkeit bestimmter Methoden erkundigen sollten. Entscheidend ist doch für den Betroffenen, ob etwas hilft – und wer heilt, der hat recht.

Wunsch versus Wirklichkeit

Bei der Zusammenarbeit mit Wissenschaftlern gibt es ein entscheidendes Problem: Nur sofern das Ergebnis einer Studie einen finanziellen Vorteil erwarten lässt, werden Forscher sich damit beschäftigen. Sich gut zu ernähren ist aber heute billiger denn je und weitere Ausgaben sind für die GAT nicht erforderlich. Niemand kann also einen Gewinn mit dieser Therapie erzielen. Der Ruf nach einem wissenschaftlichen Nachweis verhallt deswegen vermutlich unbeantwortet. Das wissen auch diejenigen, die grundsätzlich gegen unsere Maßnahmen eingestellt sind. Umso lauter fordern sie von uns den wissenschaftlichen Beweis, den sie selbst nicht erbringen wollen.

Dagegen lässt sich mit dem Einbau von künstlichen Gelenken ein gutes Geschäft machen, und das auch ohne wissenschaftliche Bestätigung. Und weil diese Maßnahme den Patienten hilft, ihre Gelenkschmerzen zu lindern, werden sich diese nicht so bald beklagen. Ob sie aber auch dann noch zufrieden sind, wenn nach fünfzehn

Jahren eine zweite Operation fällig ist, bleibt offen. Wäre es nicht richtig, sie vorher darüber zu informieren, dass es vielleicht noch einen anderen Weg gibt?

Ein Vorschlag zur Kostensenkung

Für künstliche Gelenke zahlen die deutschen Krankenkassen 2 bis 3 Milliarden Euro im Jahr. Ein Wissenschaftler der Naturheilkunde sagte kürzlich zu mir: „98 Prozent dieser Operationen wären vermeidbar, sofern die Erkrankten nur anders essen würden." Ein großer Teil dieser Summe ließe sich demnach einsparen, wenn die Krankenkassen den Gelenkersatz mit Kosten von mehr als 10.000 Euro pro Gelenk lediglich dann bezahlen würden, wenn ein Patient zuvor ein halbes Jahr lang die Ganzheitliche Arthrose-Therapie angewendet hat.

Im Prinzip wären alle Rehabilitations-Kliniken, Kurkliniken und Wellness-Zentren dafür geeignet, Patienten in der Anfangszeit – etwa 3 bis 4 Wochen lang – bei der Anwendung der GAT zu unterstützen und ihnen die notwendigen Informationen an die Hand zu geben. Die Wartezeit für einen Gelenkersatz beträgt oft 3 bis 6 Monate. Diese Zeit ließe sich sehr gut für die Nahrungsumstellung nutzen, ohne dass eine Operation unzumutbar lang hinausgezögert werden müsste. Da die Schmerzlinderung durch die GAT schon nach 3 bis 4 Wochen einsetzen kann, hat jeder die Möglichkeit, sich für die Operation oder für die Fortführung der Arthrose-Therapie zu entscheiden.

Ein Hoffnungsschimmer: Es tut sich etwas!

Da die auflagenstärksten Wochenzeitschriften sich zunehmend kritisch mit unserem Gesundheitssystem auseinandersetzen, können wir hoffen, dass der notwendige Wandel in nicht allzu ferner Zukunft liegt. Zum Beispiel hat das Hamburger Nachrichtenmagazin „Der Spiegel" in seiner Ausgabe 22/2005 darüber berichtet, dass hochrangige Gesundheitswissenschaftler sich jahrelang von der Tabakindustrie für Studien bezahlen ließen, aus denen hervorging, dass Zigaretten so ungesund gar nicht wären, und im Heft 35/2005 titelt das Blatt „Sinnlos unterm Messer – das Geschäft mit überflüssiger Medizin".

Neben den Magazinberichten machen auch viele systemkritische Bücher Hoffnung darauf, dass sich bald etwas ändert. Ob wir uns wünschen sollten, dass der Wandel vor dem Zusammenbruch des Systems kommt oder nachher, vermag ich nicht zu beurteilen. Jeder Untergang kann auch eine nachhaltige und tiefgreifend reinigende Wirkung haben.

TIPP: SYSTEMKRITISCHE BÜCHER

Volker Angres, *Futter fürs Volk,* 2001
Hans Herbert von Arnim, *Das System,* 2001
Jörg Blech, *Die Krankheitserfinder*, 2003
Kurt G. Blüchel, *Heilen verboten, töten erlaubt,* 2003
Erdogan Ercivan, *Gefälschte Wissenschaft,* 2004
Johannes Jürgenson, *Die lukrativen Lügen der Wissenschaft,* 2002
Jo Konrad, *Ursprünge,* 2000
Jo Konrad, *Wendungen,* 2004
Jo Konrad, *Zusammenhänge,* 1998
Lynne McTaggart, *Was Ärzte Ihnen nicht erzählen,* 1998
Hans Ruesch, *Die Pharmastory. Der große Schwindel,* 1985
Dr. Ghislaine Saint-Pierre Lanctôt, *Die Medizin-Mafia*, 2004

Ehrliche Worte eines Arztes über die klassische Arthrose-Therapie

Vortrag von einem Orthopäden auf dem 67. Monatstreffen der Arthrose-Selbsthilfe am 1. November 2005 vor mehr als 200 Besuchern

Guten Abend und schönen Dank für Ihre Einladung. Meine Kollegen und ich sind klassisch denkende Orthopäden mit einer Gemeinschaftspraxis. Ich bin heute zum ersten Mal hier und ich komme mir vor wie ein CDU-Mann, der auf einer SPD-Veranstaltung etwas sagen soll. Aber bei näherer Betrachtung sollte eigentlich das gemeinsame Ziel im Vordergrund stehen, wie es bei unseren Politikern nicht immer der Fall ist – in der Medizin könnte das allerdings gelingen.

Wir klassisch denkenden Mediziner haben natürlich Probleme damit, gewisse Dinge anzunehmen. Ich muss in meinem Fall aber auch eingestehen, dass ich aus einer Familie komme, in der querbeet über Naturheilkunde diskutiert wird. Mein Onkel hat schon in den Sechzigerjahren fleischlos gegessen; uns Kindern hat das natürlich nicht so geschmeckt, aber vielleicht hat sich das bei der jungen Generation heute geändert. Meine Mutter ist immer zum Homöopathen gegangen und nicht zu mir als Orthopäden.

Ich bin daher etwas flexibel: Sie müssen heute Abend also nicht erwarten, dass hier der klassisch denkende, sture Mediziner vor Ihnen steht. Hin und wieder schaffen auch wir Schulmediziner es, über den Tellerrand zu schauen. Wir haben halt häufig etwas anders gelagerte Probleme; wir werden mit operativen Dingen konfrontiert und mit Rehabilitations-Arbeit.

Deswegen ist diese Veranstaltung hier ein Stück weit eine Sensation. Ihre Arthrose-Therapie **führt ja im Endeffekt dazu, den Arzt überflüssig zu machen. Eigentlich eine hervorragende Sache**. Wir Ärzte wollen im Grunde genau das, was hier praktiziert wird. Das kann nur bewusstseinsfördernd sein und Hilfe zur Selbsthilfe. Mehr können wir in der Orthopädie auch nicht schaffen. Genau in diese Richtung geht unser Reha-Konzept: abnehmen und Sport treiben. Deswegen ist mir diese Seite nicht fremd. Ich nehme auch an, dass Herr Fisseler mich nicht eingeladen hätte, wenn ich ein sturer Mediziner wäre. Das könnte für diese Veranstaltung nicht förderlich sein.

Professor Krause, bei dem ich das Operieren gelernt habe, hatte eine starke Hüftarthrose. **Er hat Tausende von Hüftprothesen operiert, aber er selbst wollte natürlich keine haben. Bei uns Medizinern ist das immer so: Wir empfehlen täglich vieles, was wir an uns selbst nicht praktizieren wollen. So sind wir Mediziner, das ist doch klar.** Professor Krause hatte 25 Kilogramm abgenommen, seinen Bier- und Weinbauch reduziert – und siehe da, die Schmerzen waren weg. Warum sie weg sind, ob es nur am Gewichtsverlust oder an der Eiweißreduzierung lag, weiß ich nicht. An der Uni wird uns das nicht gelehrt. **Somit bin ich ebenso nicht wissend, wie diejenigen, die heute zum ersten Mal hier sind.**

Mein Plan ist heute, Ihnen die klassischen Formen der Arthrose-Therapie darzulegen. **Es gibt eigentlich gar keine Arthrose-Therapie in der Orthopädie, die wissenschaftlich belegt ist. Alles, was wir machen, ist also auch so ein bisschen Voodoo.** Damit meine ich: Ob die klassische Therapie wirklich hilft, sei einmal dahingestellt. Wichtig ist, dass eine richtige Diagnose gestellt wird. Daran hapert es bei den meisten Ärzten. Ich will damit hier keine Komplimente fischen, aber meistens mangelt es daran, dass die Ärzte nicht wissen, was die Diagnose ist, also warum der Patient Schmerzen hat. Oft wissen wir es einfach nicht.

Häufig sind wir zum Beispiel aufgrund der Kernspintomographie etwas hilflos. Angenommen, wir sehen auf den Bildern einen Meniskusriss – bei der Operation widerspricht das dann allerdings dem, was wir sehen. Nun muss ich natürlich so tun, als hätte ich dem Patienten geholfen. Folglich mache ich einen Schleimbeutel und einen Fettkörper weg. Der Patient hatte also gar keinen Meniskusriss. Das darf ich ihm aber nicht sagen – und siehe da, die Schmerzen haben sich bei der Hälfte der Menschen gebessert, obwohl ich eigentlich gar nichts gemacht habe. Ich tue dem Patienten gegenüber nur so, als hätte ich etwas gemacht. Ich darf ihm nicht das Vertrauen nehmen, denn wenn ich sagen würde: „Du, pass mal auf, da war überhaupt nichts im Knie, ich habe da nichts gemacht, ich hab vergebens in das Knie geschaut", dann hätte er weiterhin Schmerzen. **Deswegen begehe ich einen kleinen Betrug – so wie ein Guru. Ich tue so, als hätte ich ihm geholfen** – und siehe da, 50 Prozent der Patienten haben dann fast keine Schmerzen mehr. Warum das so ist, weiß ich nicht.

Warum ich Ihnen das erzähle? Ich will damit nur andeuten: Mediziner haben es sehr schwer und es gibt keinen Königsweg. Auch euer Weg ist kein Königsweg. Es ist eine Idee, um schmerzfrei zu werden und um eine neue Lebensform zu finden, die ich sensationell finde. Dass Leute, die 120 Kilogramm wiegen, allein aufgrund ihres Gewichts Gelenkschmerzen haben, muss ich nicht weiter ausführen.

Herrn Fisseler kenne ich von früher nicht. Ich verspüre hinter seiner Arbeit kein finanzielles Interesse. Hier ist ein Mann, der etwas – Tatsache! – aus Enthusiasmus und aufgrund seiner Erfahrung tut. Damit trägt er seine Erfahrung in die Welt. Für uns Orthopäden ist das genial.

Ich kann mich nur wundern, wenn ich die Geschichte der armen Frau höre, die 19 Orthopäden durchlaufen hat und erst bei Ihnen hier erfolgreich war. Es ist auch bei uns Ärzten manchmal so, dass wir Endstation sind – weil wir dann irgendwas unternehmen müssen, machen wir den ganzen Mist, bevor wir sagen, dass wir nichts mehr machen können.

Nachdem ich diese Veranstaltung heute hier besucht habe, werde auch ich diese Idee der Ernährung aufgreifen, die mir bislang noch nicht so bewusst und so klar war, obwohl meine Mutter mich schon immer darauf hingewiesen hat. In letzter Konsequenz, also wenn wir Ärzte mit unserem Latein nicht weiterkommen, werde ich Ihnen die Patienten „zuschicken". Schließlich ist es das billigste Verfahren, dass sich die Kranken mit Ihrer Anleitung selbst helfen.

Dass das natürlich bei der Pharmaindustrie nicht optimal ankommt, ist logisch. Sie wird euch natürlich nicht unterstützen und sie wird auch kein Interesse daran haben, dass Inhalte von Büchern mit diesem Thema an der Uni gelehrt werden. Das wäre eine Bankrotterklärung für viele Pharmafirmen, deren ganzer Schrott doch nur gekauft wird, weil die Bevölkerung so dumm ist und weil es an Aufklärung mangelt. **Und all das wird an der Uni nicht gelehrt.**

Wegen der neuen Eindrücke, die ich heute hier gesammelt habe, werde ich meinen für heute vorgesehenen Vortrag stark verkürzen.

Unser Ärzteteam besteht aus klassisch denkenden Medizinern. Wir teilen die Arthrose in vier Stadien ein. Bei Stadium 4 ist kein Knorpel mehr vorhanden – wir nennen das „Knorpelglatze". Ich kann mir in diesem Moment nicht vorstellen, dass Ihr Konzept bei Stadium 4 noch greift. Dazu müssten wir Erfahrungsberichte haben.

Es meldet sich Angelika Wolzen aus Oelde zu Wort, deren Arthrose von 19 Orthopäden als Stadium 4 eingestuft wurde und die dank der GAT heute wieder laufen kann.

Gut, das wäre eine Sensation. Ich kann mir das so nicht vorstellen, denn wenn ein Mechaniker ein Auto bekommt, das nur noch Schrott ist, kann er es bis zum nächsten Tag auch nicht fahrbereit machen. Das geht über meine Vorstellungskraft hinaus – obwohl ich im Kopf gern flexibel sein will –, aber das ist zunächst einmal sehr schwer nachvollziehbar für mich. Wenn nur noch Knochen und kein Knorpel mehr zu sehen wären – und das ließe sich mit Ihrem Konzept korrigieren –, dann fände ich das natürlich klasse. Ich lehne es nicht ab. Mein oberstes Prinzip ist: „Wer heilt, der hat recht!" Egal wie.

Es folgt ein stark verkürzter Vortrag über die schulmedizinische Behandlung von Arthrose. Als Bausteine werden angeboten: Spritzen mit Hyaluronsäure, Magnetfeldbestrahlung und die Pulsierende Signaltherapie – sie alle sind wissenschaftlich nicht anerkannt und die Kosten für sie werden von den Krankenkassen nicht erstattet.

Zum Thema „Magnetfeldtherapie" sagt er, dass er damit die körpereigene Regulation anstoßen will ...

Erneut meldet sich Angelika Wolzen aus Oelde zu Wort, deren Orthopäde dieses Magnetfeld 30-mal bei ihr angewendet hat – gebracht hat das allerdings nichts. Sie berichtet, dass sie das Gerät auf Empfehlung ihres Arztes für 2200 Euro gekauft hat, um es auch am Wochenende gebrauchen zu können. Sie hat es 8 Monate lang 3-mal am Tag für jeweils 20 Minuten nach Anleitung angewendet – auch das hat nicht geholfen.

Der Arzt sagt daraufhin:

Das ist normal, denn die **Medizin ist keine exakte Wissenschaft**. In der Mathematik würde das ganz anders funktionieren, aber die **Medizin ist eine Erfahrungswissenschaft – sie hat auch viel mit Geld und mit Interessen zu tun**. Wenn wir die entsprechenden Bücher lesen und uns in das Thema „Pharmaindustrie" einarbeiten, dann wird uns ganz schlecht. **Niemand hat ein Interesse daran, etwas zu fördern, bei dem es um die Selbstheilung geht.**

Und die Zeit aufzuklären haben wir Ärzte nicht. Wir sind mittelständische Wirtschaftsbetriebe mit 10 bis 50 Mitarbeitern. **Wir können leider nur das machen, womit wir Geld verdienen**, und wir können leider nicht das machen, was das Wichtigste wäre: das aufklärende Gespräch. Dafür bekommen wir keinen einzigen Cent. Das ist unser grundsätzliches Problem. Ich würde mich gern eine halbe Stunde mit Ihnen unterhalten und allen Schnickschnack weglassen, wenn ich dafür einen entsprechenden Obolus bekäme. Aber die Medizin ist in diesem System, in dem wir uns bewegen, etwas anders ausgerichtet, und das ist unser grundsätzliches Problem.

Für diese klaren Worte erhält der Arzt einen lang anhaltenden Beifall.

Warum dieses Buch geschrieben wurde

Warum musste dieses Buch geschrieben werden? Warum können uns unsere Ärzte nicht helfen? Ist es nicht deren Aufgabe, unsere Krankheiten ursächlich zu behandeln? Warum finden Patienten den hilfreichen Rat in einer Selbsthilfegruppe, deren Mitglieder kein medizinisches Studium absolviert haben? Die Reihe dieser Fragen ließe sich beliebig fortsetzen. Weil ich mich mit meiner Gesundheit seit mehr als zwanzig Jahren beschäftige, weiß ich heute, dass wir dem einzelnen Arzt keinen Vorwurf machen können. Er kann nichts dafür, dass er die meisten Krankheiten nur symptomatisch und nicht ursächlich behandelt – aufgrund von Vermutungen und ohne wissenschaftlichen Hintergrund. Den Hintergrund gibt es zwar, aber er wird den angehenden Medizinern an der Universität nicht gelehrt.

Das ist der eigentliche Skandal. Neue Erkenntnisse werden einfach von denjenigen Menschen unterdrückt, die das Sagen haben, die an den bestehenden Verhältnissen nichts ändern wollen. Zum Schaden des Volkes, von dessen Steuern sie bezahlt werden. Das ist Machtmissbrauch.

Warum sollte sich jeder Einzelne mit diesen Fragen beschäftigen? Zum Beispiel weil die Gefahr besteht, dass wir entmündigt werden und dass sich unsere schöne Demokratie – Ist es noch eine? –

ganz allmählich und kaum spürbar in eine Diktatur umwandelt. Kein neuer Führer oder alter Kaiser steht dann an der Spitze, sondern die mächtigen Finanzbosse, die schon jetzt vieles über unsere Köpfe hinweg entscheiden, die ihre Macht dafür missbrauchen, immer mehr Geld zu scheffeln. Darf das sein?

Es ist geschehen, dass

- wertvolle neue Erkenntnisse unterdrückt wurden, weil unser Leben und unser Gesundheitssystem dadurch ganz erheblich billiger geworden wären;
- unsere anscheinend zentral gesteuerten Medien gemeinschaftlich Rufmord begangen und unsere Gerichte Entscheidungen getroffen haben, die der durch diesen Rufmord entstandenen Massenhysterie entsprachen, ohne Rücksicht darauf zu nehmen, dass grundlegende Gesetze verletzt wurden.

Unser Gesundheitssystem hat sich auf einen falschen Weg verirrt. Es muss alles viel Geld kosten und könnte doch so billig sein. Wenn wir einfach nur unseren gesunden Menschenverstand einsetzen und uns das richtige Wissen selbst aneignen würden, das uns vorenthalten wurde, wären Gesundheit und ein deutlich längeres Leben ohne Krankheiten für viele Menschen greifbar nah und fast zum Nulltarif zu haben. Aber das kann nicht sein, weil es nicht sein darf.

Wer davor seine Augen und Ohren verschließt, der lebt zunächst sorgloser, sollte sich aber nicht beklagen, wenn die Beiträge der Krankenkassen immer weiter steigen und die Zustände in unserer Gesellschaft immer schlimmere Formen annehmen. Wehret den Anfängen!

Die Arthrose-Selbsthilfe

In Selbsthilfegruppen treffen sich Menschen, die alle das gleiche Problem haben. Insbesondere, wenn es sich dabei um Gesundheits-Beschwerden handelt, gibt es viel Redebedarf, denn Ärzte bringen nur selten die Zeit auf, sich ganz ausführlich mit ihren Patienten zu unterhalten. In der Gruppe finden sie dagegen schnell einen Gesprächspartner, der sie versteht und mit dem sie sich austauschen können. Man sitzt beieinander, redet und hört zu, macht sich gegenseitig Mut und hofft darauf, dass bald ein wirksames Mittel gegen die Krankheit gefunden wird, eine neue Tablette oder besser noch eine besondere Spritze, die nun endlich das Leiden beendet.

In Selbsthilfegruppen, in denen sich Menschen treffen, die am Stütz- und Bewegungsapparat erkrankt sind, dreht sich vieles um den Umgang mit Schmerzen. Die Menschen haben Rheuma, Arthrose oder *Fibromyalgie* – Krankheiten also, die heftige Schmerzen verursachen, ihre Bewegung einschränken und sie in der Nacht nicht schlafen lassen. Nach zwei Stunden im Bett können sie nicht mehr liegen. Dann hilft nur noch eine Schmerztablette weiter und es graust ihnen schon vor der nächsten Schmerzattacke.

Manchmal treffen sich die Mitglieder der Selbsthilfegruppen auch, um sich den Vortrag eines Experten, möglichst eines Arztes oder Professors, anzuhören, der über neue wissenschaftliche Erkenntnisse berichtet. Der Glaube an die Mediziner ist ungebrochen, obwohl die meisten schon bei mehreren Ärzten waren und immer nur die gleiche Aussage hörten: „Sie haben Arthrose, da kann man nichts machen, damit müssen Sie leben." Wenn ein Arzt sich ankündigt, dann kommen meist doppelt so viele Besucher zu den Treffen wie sonst. Was Ärzte sagen, das hat einfach Gewicht.

Das Konzept unserer im Jahr 2000 gegründeten Arthrose-Selbsthilfe sieht etwas anders aus als das herkömmlicher Selbsthilfegruppen. Wir trauen in erster Linie unserer Erfahrung und orientieren uns nicht an der wissenschaftlichen Beweisbarkeit einer Behandlungsform oder an den Ansichten von Ärzten. Der Erfolg gibt uns recht: Erfahren wir, dass Schmerzen durch die von uns propagierte Ganzheitliche Arthrose-Therapie (GAT) gelindert werden, dann brauchen wir keinen wissenschaftlichen Nachweis für unsere Methode. Rufen Wissenschaftler, Doktoren, Professoren und Krankenkassen dennoch nach Studien, ist uns das egal.

Warum werden unsere Erfahrungen und Erkenntnisse in der Medizin nicht angewendet? Warum werden die Inhalte des bereits 1984 erschienenen Buchs von Professor Lothar Wendt „Die Eiweißspeicherkrankheiten" über die Ursache von Erkrankungen an den Universitäten nicht gelehrt? Ein Grund dafür könnte sein, dass niemand etwas an der von Wendt geforderten Ernährungsumstellung verdienen kann. Weder Tabletten noch eine aufwändige Behandlung sind erforderlich. Wir müssen einfach nur das Richtige essen und uns täglich bewegen. Und das könnte ein weiterer Grund sein, warum viele Wendts Ausführungen nicht trauen: Diese Lösung ist zu einfach, viel zu einfach, als dass man ihr trauen könnte.

Viele scheuen sich deswegen auch, die Ganzheitliche Arthrose-Therapie auszuprobieren. „Das kann doch nicht funktionieren, so leicht geht das bestimmt nicht", hören wir die Skeptiker sagen. Dabei käme es doch nur auf einen Versuch von wenigen Wochen Dauer an, der nicht den geringsten Schaden anrichten könnte, dafür aber eine deutliche Schmerzlinderung in Aussicht stellen würde. Die Erfahrung würde jeden Zweifel vertreiben.

In diesem Buch habe ich die Erkenntnisse von Lothar Wendt, die den Mitgliedern der Arthrose-Selbsthilfe in Form von der Ganzheitlichen Arthrose-Therapie als Behandlungsgrundlage dienen, allgemein verständlich dargelegt. So kann sich jeder selbst ein Bild davon machen, wie erfolgreich die Therapie ist, die vor allem in einer konsequenten Ernährungsumstellung besteht. Bislang einmalig in der Literatur: Ein exakter Tagesplan (siehe Seite 42 ff.), in dem genau beschrieben wird, was wann gegessen werden sollte, macht die Anwendung für Arthrose-Kranke besonders einfach. Wer sich mit dieser neuen Lebensweise auseinandersetzt, der hat keinen Grund mehr, mit seinem Schicksal zu hadern.

Bei den monatlichen Treffen der Arthrose-Selbsthilfe wird das Wissen über die GAT gefestigt und vertieft, neu Hinzugekommenen wird es vermittelt. Der Erfolg des Konzepts zeigt sich an der stetig wachsenden Zahl gesund gewordener Teilnehmer, die immer wieder berichten, wie glücklich sie sind, endlich schmerzfrei zu sein. Einige dieser Erfahrungsberichte haben Sie im gleichnamigen Kapitel (siehe Seite 117 ff.) gelesen.

Die Arthrose-Selbsthilfe ist kein Verein im üblichen Sinne und darum auch nicht im Vereinsregister eingetragen. Niemand zahlt einen Jahresbeitrag oder Eintrittsgeld, nur Spenden werden gern angenommen. Getragen wird die Gruppe von einem halben Dutzend ehemals Betroffener, die jetzt gesund geworden sind und ihre Erfahrungen an andere weitergeben wollen. An jedem ersten Freitag im Monat trifft sich die Selbsthilfegruppe um 19 Uhr in der Drei-Burgen-Schule, Untere Birkenallee, oder im Bürgersaal, Steinweg 45, in der nordhessischen Stadt Felsberg, wo Besucher Rat und Hilfe suchen. Die Treffen werden auf unserer Website *www.arthroseselbsthilfe.de* unter „Aktuelles“ angekündigt.

Eine häufig gestellte Frage

Die Mitarbeiter der Arthrose-Selbsthilfe und ich werden häufig gefragt: „Wenn mein Arzt die Zusammenhänge rund um die Ganzheitliche Arthrose-Therapie nicht kennt, kann ich mich dann überhaupt noch auf ihn verlassen?"

Meine Antwort darauf lautet: „Unsere Ärzte sind ein wichtiger und unverzichtbarer Bestandteil unserer Gesellschaft. Sie werden nur leider nicht so vollständig ausgebildet, dass sie bei Krankheiten, die in einer Fehlernährung ihre Ursache haben, auch ursächlich behandeln können. Die Ernährungslehre ist ein sehr spezielles Fach, das in der medizinischen Ausbildung nicht oder nur ganz am Rande unterrichtet wird.

Stellt sich bei mir ein Gesundheitsproblem ein, für das ich keine Erklärung habe, gehe ich immer zu meinem Hausarzt, und ich vertraue auf seinen Rat. Ich frage ihn stets nach der Ursache. Nur wenn ich darauf keine befriedigende Antwort bekomme, dann mache ich mich selbst auf die Suche nach dem Grund meiner Erkrankung."

Der Erfolg gibt uns recht

Wenn gesagt wird: „Es gibt bislang keinerlei Beweise dafür, dass die Ernährung irgendeinen Einfluss auf Rheuma hat", dann ist das umso erstaunlicher und fragwürdiger, als die Arthrose-Selbsthilfe seit ihrem Bestehen auch bei Rheuma-Patienten gezeigt hat, dass die Ernährung nach der Ganzheitlichen Arthrose-Therapie einen entscheidenden Einfluss auf ihre Genesung hatte. Auch Dr. med. Paul Patzer aus Witzenhausen sagte: „Das Entscheidende ist die Ernährung und da stehen wir mit der Arthrose-Selbsthilfe absolut auf derselben Ebene." Auch er hatte Rheumapatienten zuvor mit Schmerztabletten bis hin zu MTX (Methotrexat) und Cortison behandelt, was aufgedunsene Gesichter zur Folge hatte. Nach der Umstellung auf die Ernährungstherapie nach Professor Lothar Wendt, die wir heute Ganzheitliche Arthrose-Therapie (GAT) nennen, konnten seine Patienten all diese Mittel weglassen und waren bald völlig schmerzfrei.

Das gilt insbesondere für Menschen mit Arthrose. Die Erkrankung gehört zum rheumatischen Formenkreis und hat nach Wendt die gleiche Ursache wie alle anderen Rheumakrankheiten. Dazu zählt auch die *Fibromyalgie*, über die in einem Bericht der „Sonntagszeit" – das ist ein Wochenblatt der „Hessisch-Niedersächsischen Allgemeinen Tageszeitung" – von beratenden Ärzten gesagt wurde, sie kennzeichne ein Schmerzsyndrom, ohne dass eine Ursache gefunden werde. Wir treffen hier auf ein immer gleiches Problem: Weil unsere Ärzte die Ursache nicht kennen – sie haben auf der Universität über Ernährung nichts gelernt –, können sie diese Krankheiten nicht „richtig", sondern nur mit Schmerzmitteln und künstlichen Gelenken, also nur symptomatisch, behandeln. Dauerhafte Heilung wäre aber möglich, wenn die Patienten nur lernen würden, wie sie ihre Ernährung umstellen können. Und genau dieses Erfahrungswissen vermittelt die Arthrose-Selbsthilfe.

Für die Mitglieder der Arthrose-Selbsthilfe ist Arthrose keine Folge von Verschleiß oder Abnutzung, sondern das Ergebnis eines heilbaren Säureschadens. Diese Meinung haben wir uns aufgrund von Erfahrungen und Expertenwissen gebildet. „Einen ‚normalen Verschleiß' gibt es nicht", erklärt zum Beispiel Dr. med. Hans-Gottfried Schmidt in seinem Buch „So hilft die Natur bei Arthrosen". Auch Professor Lothar Wendt hat in seinem Werk „Die Eiweißspeicherkrankheiten" im Knorpeldefekt einen Säureschaden erkannt.

Viele Menschen haben ihre bereits terminierte Operation schon einige Wochen, nachdem sie die Ganzheitliche Arthrose-Therapie begonnen hatten, abgesagt. Denn schon nach 3 bis 4 Wochen Anwendungsdauer der GAT kann eine deutliche Schmerzlinderung eintreten. Der Moderator Jürgen Fliege schloss in seiner Talkshow am 25. September 2003 daraus: „Dann sollten wir doch den Arthrose-Patienten raten, zunächst damit einen Versuch zu machen. Das künstliche Gelenk wäre der letzte Schritt, wenn das nicht hilft."

Die Sendung „Fliege" wurde Ende 2005 aus dem Programm genommen. Mich beschleicht der Verdacht, dass das Ende der Talkshow auch deswegen gekommen ist, weil Jürgen Fliege sich zu oft mit der sanften Medizin beschäftigte. Hat das Medizin-Kartell hier vielleicht seine Macht ausgespielt?

Verschleiß gibt es nicht!

Arthrose-Information für Ärzte

Zu den selbst ernannten Aufgaben der Arthrose-Selbsthilfe gehört es, Kranke wie Behandelnde aufzuklären. Ein Arzt aus unserem Expertengremium hat den folgenden Text als Information für seine Kollegen formuliert:

Bekanntlich ist die Ursache der primären Arthrose wissenschaftlich nicht geklärt. Wohl bekannt sind eine Vielzahl beteiligter Mechanismen der Knorpel- und Gelenkdeformation. Sehr umfangreiche Forschungen konzentrieren sich auf Heilungsmöglichkeiten – darunter neben etablierten pharmakologischen und endoprothetischen Methoden gelegentlich auch Untersuchungen zum Knorpelaufbau (mit bescheidenen Ergebnissen) und neueste Entwicklungen des Knorpelersatzes durch Knorpelzüchtung. Gemessen an diesem Forschungsaufwand, hat es uns immer verwundert, wie wenig die gängigen Hypothesen zur Ursache der Knorpeldestruktion wissenschaftlich präzise formuliert und überprüft worden sind.

Unsere Erfahrungen aus der Ganzheitlichen Arthrose-Therapie (GAT) deuten noch auf einen wesentlichen Kausalfaktor für die Entstehung und Progredienz (Fortschreiten) der Arthrose hin, den wir in der alimentär induzierten (ernährungsbedingten) Übersäuerung sehen. Unsere Grundthese lautet: Der Knorpelschaden der Arthrose ist nach vielfach bestätigten Beobachtungen kein Verschleiß, sondern ein Säurefraß des Knorpels.

Dieses Konzept findet seine wissenschaftliche Fundierung in den Arbeiten von Professor Lothar Wendt, der in seinem Werk „Die Eiweißspeicherkrankheiten“ zeigen konnte, dass es – in Analogie zum Fettspeicher in den Fettgeweben und zum Zuckerspeicher im Muskelgewebe – einen Eiweißspeicher im Sinne einer Ablagerung von Eiweiß gibt. Der Eiweißspeicher befindet sich im Wesentlichen in der Basalmembran sowie im Bindegewebe und hat funktionell Auswirkungen, wie dies auch bei bestimmten anatomischen Aspekten der Fettspeicher (portaler Fettspeicher, Fettstreifen etc.) der Fall ist.

Zu den Auswirkungen der Eiweißspeicher in der Pathogenese (Entstehung und Entwicklung einer Krankheit) wird man durch den Nachweis von Korrelationen zwischen Eiweißdichte und verschiedenen Organ- und Gefäßkrankheiten geleitet. Außerdem besteht eine Korrelation zum Säurehaushalt. Professor Wendt konnte im Tierversuch darüber hinaus zeigen, dass die Eiweißdichte im Gewebe mit der Eiweißaufnahme steigt und bei Eiweißkarenz zurückgehen kann.

In der Arteriosklerose-Forschung stößt man gelegentlich auf Fragen, die den Komplex „Eiweiß-Pathogenität“ berühren. Es scheint Bewegung in das Thema zu kommen. Wir haben seit Mai 2000 umfangreiche positive Erfahrung mit konsequenten Diätformen der Eiweißreduktion, die sich insofern den Empfehlungen der Deutschen Gesellschaft für Ernährung verwandt fühlen, als dass auch von dieser Seite ein zu hoher Eiweißanteil in der Ernährung immer wieder kritisch angemerkt worden ist. In der GAT wird der Aspekt der Ausleitung von überschüssigem Eiweiß mit der Ausleitung von Übersäuerung unter der Beachtung weiterer naturheilkundlicher Gesichtspunkte der Nahrungszusammenstellung kombiniert. Im Ergebnis haben wir Heilerfolge bei Arthrose, die unserer Meinung nach rechtfertigen, den von uns angesprochenen Mechanismen – im Anschluss an Wendt – in Zukunft entschieden größere wissenschaftliche Aufmerksamkeit zu widmen.

Arthrose ist nach unserem – in vielen Einzelerfahrungen bestätigten Konzept – „heilbar". Wir können den Prozess der Knorpeldestruktion offensichtlich stoppen mit großem Erfolg für die Betroffenen. Die Arthrose schreitet nicht fort, der Knorpel, wo er noch vorhanden ist, erholt sich nach dem klinischen Eindruck deutlich und wird belastbarer, die Schmerzen sinken so wesentlich, dass die Patienten oft keine weitere Therapie mehr brauchen. Diese vor allem für die Patienten erfreulichen Erfolge sollten uns zu denken geben. Wir können unsere Mediziner und Wissenschaftler nur ermutigen, die GAT zu beachten, wenn sie Arthrose bessern oder heilen wollen.

Auf gute Zusammenarbeit: Ein Arzt denkt um

Dr. med. Paul Patzer war 2003 Chefarzt der Klinik am Warteberg in Witzenhausen. Die Klinik wurde inzwischen geschlossen, unter anderem, weil die Krankenkassen sich weigerten, die dort durchgeführte erfolgreiche Rheumabehandlung zu bezahlen.

Dr. med. Paul Patzer hielt am 1. April 2003 auf dem 36. Monatstreffen der Arthrose-Selbsthilfe in Felsberg folgenden Vortrag, der die Misere unseres Gesundheitswesens deutlicher nicht hätte machen können:

Für Ihre Einladung bedanke ich mich. Aufmerksam auf Ihre Selbsthilfegruppe wurde ich auf ganz interessante Weise, und zwar durch eine Patientin. Sie erzählte mir davon auf einer Wanderung durch unser schönes Werratal, wobei sie auf einer Strecke von 5 Kilometern Länge keinerlei Schmerzen oder Schwäche zeigte – erstaunlich, da ich doch von ihrer Arthrose-Erkrankung wusste.

Auf meine Frage: „Wie kommt es denn, dass es Ihnen jetzt so viel besser geht“, antwortete sie: „Ich war in der Arthrose-Selbsthilfe und ich esse jetzt folgendermaßen ...“ Und dann hat sie aufgelistet, was sie morgens, mittags und abends isst. Und ich merkte, das ist genau das, was wir seit einiger Zeit in unserer Klinik ebenfalls machen, und ich fragte nach Einzelheiten. Daraufhin bot die Patientin mir an, eine Verbindung mit der Arthrose-Selbsthilfe herzustellen – und deswegen bin ich heute hier. Ich freue mich, dass wir so vollständig in unserem Denken übereinstimmen, denn das, was Sie hier machen, ist genau dasselbe, was wir in unserer Klinik auch mit unseren Rheumapatienten tun.

Meine Ausbildung zum Internisten, Diabetologen und Kardiologen habe ich an der Hochschule in Hannover absolviert. Ich bin reiner Schulmediziner. Später war ich Chefarzt im Akutkrankenhaus in Höxter, wo ich in den ersten zwölf Jahren als Schulmediziner gearbeitet habe. Dort habe ich auch Rheumapatienten behandelt, denen ich zunächst leichtere Schmerzmittel gab. Dann kamen die Patienten wieder zu mir und sagten: „Herr Doktor, mir geht es genauso schlecht wie vorher.“ Also verordnete ich Ihnen ein stärkeres Schmerzmittel, aber die Patienten hatten weiterhin Schmerzen und klagten jetzt über Schwindel im Kopf. Daraufhin habe ich MTX (Methotrexat) gegeben und weitere stärkere Kanonen. Danach ließen die Schmerzen etwas nach, aber gut ging es den Patienten nicht. Daraufhin gab ich Cortison, erst kleinere Dosen, dann größere, aber die Finger verformten sich trotzdem zu dieser Bajonett-Stellung, und ganz weg waren die Schmerzen nicht. Die Patienten kamen wieder, hatten aufgedunsene Gesichter und waren noch immer nicht zufrieden.

In solchen Fällen habe ich mich gefragt: „Meine Güte, was machst du hier? Bist du eigentlich ein Arzt? Es wäre wohl besser gewesen, die Patienten wären gar nicht erst zu mir gekommen.“ Mir wurde klar: Ich musste etwas ändern, das hier machte überhaupt keinen Sinn. Es war völlig sinnlos, so weiter zu therapieren. Schließlich habe ich einen guten Freund angerufen, der Naturheilverfahren anwendet. Er sagte: „Na, kommst du jetzt auch an meine Krippe, um Wasser zu saufen?“

Zunächst habe ich mir von ihm etwas über Naturheilverfahren erzählen lassen, mir ein Buch angeschafft, und mit diesem neuen Wissen habe ich losgelegt. Meine Ernährungsempfehlungen waren exakt dieselben wie die Ihrer Arthrose-Selbsthilfe. Und die so beratenen Patienten kamen nach zwei bis drei Wochen wieder und sagten: „Herr Doktor, können wir nicht das Cortison mal eine Zeit lang absetzen, denn mir geht's etwas besser.“ Also habe ich die Cortison-Dosis bei ihnen etwas verringert und beim nächsten Besuch ganz abgesetzt. Später habe ich auch MTX (Methotrexat), dieses brutale Mittel, und letztlich alle Schmerzmittel abgesetzt – den Patienten ging es danach ausgezeichnet. Seitdem weiß ich, was Naturheilverfahren für einen Wert haben können und was die Schulmedizin diesbezüglich zu leisten vermag. Nun muss man außerdem bedenken, dass die modernen Rheumamittel teuer sind und 300 bis 400 Euro pro Monat kosten.

Das Entscheidende, wie wir Arthrose-Kranken helfen können, ist wirklich die Ernährung – in diesem Punkt liegen wir in unserer Klinik mit den Mitgliedern der Arthrose-Selbsthilfe absolut auf derselben Ebene, das ist völlig klar. In den konventionellen Rheumakliniken gibt es dennoch Rheuma-Fachärzte und Professoren, die behaupten, die Ernährung spiele keine Rolle. Das ist aus den Köpfen nicht herauszukriegen – da können Sie machen, was sie wollen.

Bleibt also nur der Weg, etwas in kleinen Schritten zu unternehmen – so wie Sie das in Ihrer Selbsthilfegruppe machen – und den Menschen auf diese Weise zu helfen. Fakt ist: Das funktioniert nur mit einer konsequenten Ernährungsumstellung. Und wer wirklich mal sündigt, der muss wissen, was die Folgen sind, und anschließend sofort wieder umschalten auf die bessere, die gesündere Ernährung. In dieser Beziehung haben Sie schon hervorragende Arbeit geleistet und ich denke, dass wir in Zukunft gut zusammenarbeiten werden. Ich freue mich darauf!

Kurz und knapp: Argumente für die Ganzheitliche Arthrose-Therapie (GAT)

Es gibt eine Vielzahl von guten Gründen, sich für die Ganzheitliche Arthrose-Therapie zu entscheiden – einige davon habe ich bereits angesprochen. Dennoch gibt es Skeptiker, welche die Erfolge dieser Heilweise anzweifeln. Um diese Zweifler überzeugen zu können, brauchen wir kraftvolle Argumente dafür, warum wir von der Wirksamkeit und vom Erfolg der GAT überzeugt sind. Ein paar habe ich in diesem Kapitel zusammengetragen.

Wissen aus Erfahrung

Wissen ist nicht nur das, was die Wissenschaft hervorbringt. Auch aus der Erfahrung heraus kann Wissen entstehen. In der Frühzeit der Menschheitsgeschichte haben wir sogar alle unsere Erkenntnisse aus Erfahrungen gezogen.

Es gibt also keinen Grund, die Ganzheitliche Arthrose-Therapie (GAT) nur deswegen infrage zu stellen, weil sie nicht als wissenschaftlich bewiesen gilt. Die Erfahrungen der Anwender sprechen für sich.

Sollte Ihnen einmal jemand sagen, Gelenkknorpel könne nicht nachwachsen und eine Heilung von Arthrose sei deswegen nicht möglich, dann antworten Sie ihm einfach mit einer Gegenfrage:

„Haben Sie mit der GAT, der speziellen Ernährungstherapie der Arthrose-Selbsthilfe, denn schon einen Versuch gestartet?“

Alles Neue muss Widerstände überwinden

So wie jeder gravierend neue Gedanke in der Geschichte der Wissenschaft zunächst auf allerheftigsten Widerstand gestoßen ist, wurde und wird auch die Entdeckung, dass Arthrose durch eine spezielle Ernährungsweise geheilt werden kann, zunächst mit Argwohn betrachtet. Die Ganzheitliche Arthrose-Therapie stößt auf Hindernisse und auf Uneinsichtigkeit und wird von Neid und von der Angst der Ärzte vor Machtverlust begleitet. Die Idee der GAT wird aber dennoch letztendlich von niemandem auf der Welt aufgehalten werden können, denn es ist die preisgünstigste, natürlichste und eine zudem überaus wirksame Methode, mit der sich hässliche Gelenkschmerzen überwinden lassen.

Eine Bitte an die Ärzte

Unsere Arthrose-Selbsthilfe hat vielen Menschen mit Arthrose geholfen, die den Weg zu uns gefunden haben. Meine Bitte an Sie, sehr verehrte Ärzte, ist: Sagen Sie Arthrose-Kranken nicht weiterhin, bei Arthrose könne man nichts machen, damit müsse man leben. Erwähnen Sie wenigstens in einem einzigen Satz, dass in der Arthrose-Selbsthilfe mit einer speziellen Ernährungstherapie schon Erfolge erzielt wurden. Damit geben Sie kein unerlaubtes Heilungsversprechen, vielmehr ermöglichen Sie den Betroffenen, sich darüber zu informieren. Zwar können auch wir niemanden heilen oder die Krankheit auch nur geringfügig lindern. Aber wir glauben, dass wir den Betroffenen wertvolle Impulse geben können. Und wir sind überzeugt davon, dass die Kranken ihre Heilung dann selbst gern in die Hand nehmen – sofern sie nur wissen, wie sie das anfangen können.

Gute Genesungschancen

Wie sind die Erfolgsaussichten der Ganzheitlichen Arthrose-Therapie? Sie sind auf jeden Fall größer als bei jeder „klassischen" Behandlungsmethode. Ursprünglich ging die Arthrose-Selbsthilfe davon aus, dass die Erfolgsquote bei 80 Prozent liegt. Gemessen an den Erfahrungsberichten ist sie aber sehr wahrscheinlich deutlich höher. Das Alter spielt dabei übrigens keine Rolle.

Die in der Zeit nach ihrer Gründung gesammelten Erfahrungen und Erfolgsberichte der Arthrose-Selbsthilfe sind so überzeugend, dass ich an dieser Stelle gern einen Satz aus einem Vortrag von Dr. Joel Wallach zitiere, den ich der Depesche von Michael Kent „Mehr wissen, besser leben", Nr. 7/2002, entnommen habe. Wallach erklärt dort: „Eine der gemeinsten Lügen der Schulmedizin im Zusammenhang mit Arthrose lautet, dass sie unheilbar sei."

Informieren Sie sich, denn: Wissen ist Macht!

Für die Ganzheitliche Arthrose-Therapie können Sie, liebe Leserinnen und Leser, im Prinzip nur dann schlagkräftig eintreten, wenn Sie selbst gut informiert sind. Mein Rat: Lesen Sie dieses Buch immer wieder, denn die Texte sind so kompakt mit Information gespickt, dass Sie leicht etwas übersehen können. Sie werden erstaunt sein, was Sie bei einer späteren erneuten Lektüre alles entdecken.

Wie Sie die typischen Vorurteile über Ernährungsweisen mit Argumenten abschmettern können, wissen Sie ja bereits (siehe unter „Vorurteile und Ängste – Aufklärung tut not", Seite 83 ff.) Damit Sie Ihre Erkenntnisse aber weiter vertiefen können und auch all die anderen in diesem Buch vorgestellten An- und Einsichten besser zu verstehen lernen, habe ich eine Bücherliste im Anhang zusammengestellt, die Ihnen reichlich Lesestoff bietet. Sie finden darin viele Anregungen, den notwendigen Halt und die Bestätigung für ihr Denken.

Glauben Sie mir, Sie werden ein solides Basiswissen brauchen, weil Ihre Nachbarn und „gute Freunde“ versuchen werden, Ihnen Ihre neue Lebens- und Denkweise auszureden. Niemand wird gern zugeben, dass sein bisheriges Wissen falsch ist, dass er Rattenfängern nachgelaufen ist, die nur ihren Profit im Sinn haben ohne Rücksicht auf die Gesundheit. Ich wurde krank, weil auch ich auf diese falschen Werbeaussagen hereingefallen bin. Wissenschaftliche Untersuchungen, die als vermeintlicher Beweis angeführt wurden, haben mich zunächst geblendet. Diese Untersuchungen gibt es wirklich, aber sie werden in der Regel von denjenigen bestellt und finanziert, die von dem vorausbestimmten Ergebnis profitieren.

Eine bewegende Botschaft

Die Ausführungen in diesem Kapitel stammen nicht aus meiner Feder, sondern aus einem Buch mit dem Titel „Am Anfang war das Wort", das von Peter Pauly herausgegeben wird. Sie haben mich darin bestätigt, dass meine Mitstreiter und ich mit der Ganzheitlichen Arthrose-Therapie auf dem richtigen Weg sind. Sie, liebe Leserinnen und Leser, werden erstaunt sein, welche wertvollen und qualifizierten Aussagen über Gesundheitsthemen darin zu finden sind. Für mich hat es den größten Wert unter allen Büchern, die ich je gelesen habe.

Am Anfang war das Wort*

Auszüge aus dem gleichnamigen Buch, Pauly Verlag

Gesund durch Überzeugung

Bis zu einem bestimmten Grad ist jedes Wesen Herr über seine Körperbestandteile, mithin über seine Gesundheit. Jeder menschliche Körper lässt sich durch die Haltung wie auch durch die Qualität der

* Der folgende Text stammt aus dem Buch „Am Anfang war das Wort", das im Pauly Verlag erschienen ist (keine Autorenangabe). Der Abdruck erfolgt mit freundlicher Genehmigung des Verlages.

Gedanken der betreffenden Person beeinflussen. Wer zum Beispiel die feste Überzeugung bewahrt, dass jede Störung letztlich auch behoben werden kann, und wer sich die nötige Zeit nimmt, damit die Selbstheilungskräfte in Ruhe wirken können, wird mit hoher Wahrscheinlichkeit gesunden. Jemand, der sich von einer Krankheit beherrschen lässt und wenig Hoffnung auf Heilung hegt, leistet dieser mental geradezu Vorschub.

Zur Gesundheit verpflichtet

Alles, was der Verbesserung der eigenen Qualität dient, trägt zur Anhebung der Gesamtqualität bei. Umgekehrt verschlechtert jede Qualitätsminderung eines Einzelnen das Gesamtergebnis einer Gemeinschaft.

In dieser Aussage steckt die Notwendigkeit, ja sogar die Verpflichtung, sich selbst gesund zu halten. Nur ein gesundes Wesen kann gesunde Strukturen erzeugen.

Das Richtige essen

Alles, was nicht wirklich benötigt wird, verursacht „Verstopfung". Wird dem Körper ständig zu viel Nahrung angeboten, verliert er seine Beweglichkeit, er wird unförmig und wirkt unästhetisch, ganz abgesehen von den Stoffwechselstörungen, die damit verbunden sind. Jemand, der sich durch einen Körper ausdrücken muss, der ihm selbst nicht gefällt, fühlt sich bei jedem Blick in den Spiegel unbehaglich. Er neigt dazu, sich entweder zu verstecken, diesen Makel zu verdrängen oder ihn zu überspielen.

Deshalb wirken sich eine gezielte Auswahl nützlicher Speisen und der Verzicht auf schädliche Nahrung vorteilhaft auf das eigene Wohlbefinden aus und fördern die Fähigkeit zur Selbstdisziplin. Außerdem würden die Gesundheits- wie auch die Lebenshaltungskosten der Allgemeinheit erheblich gesenkt, weil viele chronische Erkrankungen im Zusammenhang mit einer Fehlernährung stehen.

Kritik am Gesundheitssystem

Das Gesundheits- und Sozialwesen verzeichnet weltweit die größte Wachstumsrate, sowohl hinsichtlich der steigenden Zahl Hilfebedürftiger als auch der Helfer sowie der Umsatzrate für pharmazeutische und technische Hilfsmittel. Da regelmäßige Hilfe und Unterstützung heute gewerbliche Dienstleistungen sind, die tarifgemäß entlohnt werden, wachsen die Kosten in dieser Branche momentan schneller als die Einnahmen. Und weil diese inzwischen das erträgliche Maß überschritten haben, denkt man nun verstärkt über Sparmaßnahmen nach.

Doch wie soll das gehen? Wenn jeder Staat seine Position im wirtschaftlichen Wettbewerb zu behaupten versucht, wird sich das Karussell von Jahr zu Jahr schneller drehen. Damit wächst jedoch automatisch die Zahl derer, die dieses Tempo nicht mithalten können, mithin die Zahl derjenigen, die in wirtschaftliche Abhängigkeit geraten.

Ein weiterer Fehler war und ist es, kostensenkende Maßnahmen zu ignorieren, Erkenntnisse zu unterdrücken, die kostensenkend wirken, nur um die unwirksamen, aber teureren bisherigen Maßnahmen weiterhin anwenden zu können.

Säuren und Basen

Wie jeder medizinisch halbwegs Gebildete heute weiß, kommt der Stoffwechsel zum Erliegen, sobald der Anteil der Säuren einen bestimmten Wert überschreitet. Sinkt der pH-Wert im Blut unter 7,38, liegt nach ärztlicher Definition eine *Azidose* (Übersäuerung) vor. Steigt er über 7,42, spricht man von einer *Alkalose* (Basenüberschuss). Demnach liegt das Säure-Basen-Gleichgewicht im Blut bei 7,4 +/- 0,02. Das Säure-Basen-Gleichgewicht hängt, chemisch gesehen, von der Wasserstoffionen-Konzentration ab. Damit diese möglichst gleich bleibt, verfügt der Körper über ein wohldurchdachtes „Pufferungssystem", das bei einem Anstieg der H-Ionen-Konzentration die überschüssigen Ionen abfängt und chemisch bindet und sie bei Abfall wieder freigibt. Sofern der Mensch seinem Körper eine ausgewogene Nahrung anbietet und keine akute Gefahr oder chronische Stresssituation vorliegt, bewegt sich das Pendel der Regulierung innerhalb der Normwerte.

Erhält der Körper hingegen überwiegend einseitige Kost, die zum Beispiel dazu führt, dass bei der Verstoffwechslung ständig zu viel Säure gebildet und die Pufferkapazität überschritten wird, lagert sich die überschüssige Säure vornehmlich in stark beanspruchtem oder bereits vorgeschädigtem Gewebe an. Dies betrifft insbesondere die Muskulatur im Bereich bestimmter Gelenke, aber auch den Herzmuskel. Dort herrscht dann eine permanente Gewebeübersäuerung, die je nach ihrem Ausmaß mehr oder weniger schwerwiegende Beschwerden verursacht.

Bereits eine geringfügige, kaum messbare Normabweichung – sofern diese über Jahre bestehen bleibt – kann zu chronischen Erkrankungen führen. Als ein typisches Beispiel können hierfür rheumatische und degenerative Erkrankungen genannt werden. Sie sind ausnahmslos Folgezustände einer Übersäuerung der betroffenen Regionen.

Allerdings kann selten die Ernährung allein hierfür verantwortlich gemacht werden, meist kommen verschiedene Faktoren zusammen wie Überanstrengung, Stress, Frustration etc. So führt zum Beispiel eine plötzliche Überanstrengung bestimmter Muskelpartien bekanntlich zum Muskelkater, das heißt zu einer schmerzhaften Muskelreizung und -anspannung infolge einer Übersäuerung (es bildet sich vermehrt Milchsäure). Nach einer gewissen Zeit der Ruhe baut der Körper den entstandenen Säureüberschuss wieder ab und die Schmerzen verschwinden.

Während im Falle des Muskelkaters die Ursache auf der Hand liegt, lässt sich der ursprüngliche Zusammenhang bei akut und chronisch rheumatischen Beschwerden weniger leicht erkennen. Dass hier jedoch ein ähnlicher Mechanismus zugrunde liegt, kann schon in Anbetracht des typischen Beschwerdebildes gefolgert werden. Denn **Schmerzen jedweder Art entstehen aufgrund einer lokalen Überreizung und diese geht stets einher mit einer Übersäuerung**. Bei einer Verletzung am Finger trifft dies ebenso zu wie bei Migräne oder Entzündungen.

Bei allen Alarmsituationen werden zunächst die Egoismen mobil: Je bedrohlicher eine Situation, desto mehr Aktivitäten entwickeln diese, um die Gefahr abzuwenden. Bei drohendem Kreislaufversagen zum Beispiel konzentrieren sich diese Kräfte auf die Aufrechterhaltung der Vitalfunktionen. Der Mediziner spricht hier von der Zentralisation des Kreislaufs, bei der sich die Blutgefäße an Armen und Beinen verengen, damit der Blutdruck zur Versorgung von Herz, Lunge und Nieren ausreicht. Aufgrund der extremen Aktivität, mit der die Selbstheilungskräfte bis zuletzt das Schlimmste zu verhindern versuchen, kommt es zu einer derart starken Übersäuerung, dass diese dem Körper gefährlich wird, ja geradezu selbstzerstörerisch wirkt. Ohne eine gezielte Gegensteuerung von außen, etwa durch Säure bindende Mittel (sogenannte Bikarbonate, „im Notfall eine große Dosis Kaisernatron schlucken"), die der Arzt spritzt, ist der Organismus in solchen Fällen selten noch in der Lage, sich selbst zu heilen. Zumeist enden derartige Situationen in unkontrollierten Überreaktionen, die schließlich zum Herzflimmern und Herzstillstand führen.

Vergleichbare Situationen lassen sich auch im psychosozialen Bereich beobachten. Denn Menschen oder Tiere, die unerwartet höchster Lebensgefahr ausgesetzt sind, geraten immer in Panik, was sich entweder in „blindwütigem Umsichschlagen“ oder in Ohnmachtsgefühlen ausdrückt. Panik ist stets ein Zeichen für einen außer Kontrolle geratenen Selbsterhaltungstrieb; sie weist auf eine akute Notlage des Betreffenden hin. Auch diese Menschen brauchen dringend Hilfe. Sie müssen sozusagen vor sich selbst geschützt werden, weil anhaltende Überreaktionen (Überreizung/Übersäuerung) stets tödlich enden

Ursache: Ernährung

Übersäuerung, Überreizung und Entzündung verursachen Schmerzen – diese verursachen Schonhaltung (Schmerzvermeidung), diese verursacht eine Deformation des Gelenkapparates (aufgrund der Fehlbelastung), wodurch zusätzliche Schmerzen entstehen, und so weiter. Schon eine geringfügige Übersäuerung aufgrund von Fehlernährung, Stress und anderen Faktoren führt ähnlich wie beim Muskelkater zu mehr oder weniger starken Schmerzen in den am stärksten beanspruchten Muskelpartien. Diese Schmerzen bewirken eine Schonhaltung der betroffenen Gelenkregion, infolge dessen es auf Dauer zu Veränderungen des Gelenkes kommt, welche wiederum zusätzliche Bewegungsschmerzen auslösen und so weiter. (um nur kurz den *Circulus vitiosus* der Volkskrankheit Arthritis-Arthrose, Gicht und anderer zum rheumatischen Formenkreis gehörender Diagnosen anzusprechen).

Häufig können diese Störungen auf eine Ernährung mit zu hohem Anteil säurebildender Speisen zurückgeführt werden. **Hierzu zählen vor allem tierische Eiweiße**, da bei deren Verstoffwechslung – abhängig von der Tierart – im Vergleich zu pflanzlichen Proteinen vermehrt Säuren gebildet werden. Hinzu kommt der Stress, dem die meisten sogenannten Nutztiere heute ausgesetzt sind. Eier von Hühnern, die in Legebatterien gehalten und durch hormonelle Beeinflussung zum vermehrten Eierlegen angeregt werden, sind ebenso geschädigt wie die Hühner. Beim Verzehr solcher Eier überträgt sich die – in vielfacher Hinsicht – kranke Qualität auf den Menschen.

Gleiches lässt sich zum Fleisch, zur Wurst, zur Milch und zu allen Milchprodukten sagen, sofern die Tiere gemästet, überzüchtet, einem Dauerstress aus Licht, Lärm oder Enge ausgesetzt oder unter großen Todesängsten geschlachtet werden. Die Art heutiger Tierhaltung ist in den meisten landwirtschaftlichen Betrieben mithin nicht allein ein ethisches Problem, das Tierschützer zu Recht auf den Plan ruft, sondern wirkt auch schädigend auf die Gesundheit des ganzen Volkes.

Da der Körper stets um Ausgleich bemüht ist, versucht er überschüssige Säuren so weit wie möglich zu neutralisieren. Hierzu benötigt er vor allem Calcium. Da bei einem andauernden Säureüberschuss das im Blut vorhandene Calcium jedoch nicht ausreicht, wird Calcium aus dem Knochengewebe abgebaut. Das führt mit der Zeit zur Knochenentkalkung, die Knochen verlieren ihre Festigkeit (Gerüstsubstanz) und verformen sich, die Gelenke funktionieren nicht mehr reibungslos, sodass im fortgeschrittenen Stadium jede Bewegung zur Qual wird. Von diesem unter der Bezeichnung Osteoporose bekannten Leiden sind Millionen älterer Menschen betroffen; Tendenz steigend. Insofern spielen auch bei dieser häufigen und ausgesprochen schmerzhaften Krankheit die Säuren eine ausschlaggebende Rolle.

Leider ist den wenigsten Ärzten dieser Ursachenmechanismus wirklich klar, da sie sich insgesamt viel zu wenig mit der Ernährung beschäftigen. Anstatt fundierte Informationen darüber zu liefern, welche Nahrungsmittel am besten geeignet sind, die Übersäuerung abzubauen, empfehlen sie dem Osteoporose-Kranken ausgerechnet (säurebildende) Milchprodukte als Calciumspender. Sie schauen lediglich in der Ernährungstabelle nach, welche Nahrungsmittel den höchsten Calciumgehalt aufweisen und verschreiben ansonsten chemisch isoliertes Calcium in Tablettenform.

Bei dieser Therapie steht nicht die Übersäuerung, also die eigentliche Ursache, im Vordergrund, sondern das Symptom, nämlich der dadurch hervorgerufene Calciummangel. Da auf diese Weise der Krankheitsprozess nicht gestoppt werden kann, hält man die Osteoporose für unheilbar. So wächst die Zahl der chronisch kranken, schmerzgeplagten, bewegungseingeschränkten, arzt- und pflegeabhängigen Erdenbürger jährlich beträchtlich weiter, und dies nur, weil der therapeutische Ansatz nicht stimmt.

Die meisten Menschen ernähren sich falsch. Sie bieten ihrem Körper vielfach Stoffe an, die an allen Ecken und Enden zu Störungen führen, sodass das körpereigene Regulationssystem pausenlos Höchstleistungen vollbringen muss, um das Schlimmste zu verhüten. So ist es eine Frage der Zeit, bis die ersten Erschöpfungserscheinungen in Form von Übergewicht, Verdauungsstörungen, Völlegefühl, Gelenk- und Gliederschmerzen, Diabetes, Gallen- und Nierensteinen, Leberverfettung und vielen anderen Störungen sichtbar werden.

All diese typischen Zeitleiden, die die Sozialkosten immer weiter in die Höhe treiben, könnten ohne ein einziges Medikament, ohne eine einzige aufwändige Untersuchung – allein durch Aufklärung – vermieden werden. Da jedoch zunächst die Ärzte in diesem Punkt einer grundlegenden Aufklärung bedürfen, was uns weitaus schwieriger erscheint, als dem Patienten derartige Zusammenhänge plausibel zu machen, wird die Zahl der chronisch Kranken vorläufig noch weiter wachsen.

Seelische Ursachen

Bei genauerer Betrachtung kann jedoch selten allein die Ernährung als Ursache für die meisten Zivilisationserkrankungen verantwortlich gemacht werden. Vielmehr liegt der eigentliche Grund im Seelischen, denn die Seele ist das Ausdrucksorgan für die Eigenschaften der Liebe, wie der Materiekörper Ausdrucksorgan der Seele ist. Mithin besteht eine unmittelbare Wechselwirkung zwischen dem seelischen und dem stofflichen Körper.

„Ich bin sauer", sagt jemand, der sich über einen anderen geärgert hat. Jedwede Art dauerhafter Unzufriedenheit mit sich oder seinem Leben stellt auch für den Körper eine Stresssituation dar, die zum Anstieg der Säuren führt. In der Medizin spricht man in Fällen unerklärlicher chronischer Erkrankungen, deren Ursache von innen kommt und die sich gegen den eigenen Körper richten, auch sehr treffend von Autoaggression oder Autoimmunerkrankungen.

Aufgestauter Ärger, der keine Entladungsmöglichkeit nach außen hat, richtet sich unwillkürlich nach innen und gelangt so von der Psyche in den Körper. Je nach Persönlichkeitsmuster des Betreffenden und der Art der Unzufriedenheit können die unterschiedlichsten Symptome auftreten. Nahezu alle Erkrankungen des Verdauungstraktes sowie des Herz-Kreislauf- und des Nervensystems, sofern sie nicht durch Einwirkungen von außen ausgelöst worden sind, können vor diesem Hintergrund gesehen werden. Nicht zuletzt lassen sich auch die Gefäßsklerose und somit die Zunahme von Herzinfarkten und Schlaganfällen darauf zurückführen.

Warnung vor Machtmissbrauch

Horcht, ihr Herrscher der Massen, die ihr stolz seid auf Völkerscharen, die euch folgen und dienen! Der Herr hat euch die Gewalt gegeben, der Höchste der Herrscher, er, der eure Taten prüft und eure Pläne durchforscht. Ihr seid Diener seines Reiches, aber ihr habt kein gerechtes Urteil gefällt, das Gesetz nicht bewahrt und die Weisheit Gottes nicht befolgt. Jeder, der Macht zum Schaden anderer ausübt, schädigt sich letztlich immer selbst.

Gemeinnutz vor Eigennutz

Das zweite, nicht minder wichtige Leitziel müsste lauten: Gewährleistung einer Ordnung, die grundsätzlich allen Menschen eine individuelle Persönlichkeitsentfaltung ermöglicht. Wird dieses Ziel ernsthaft angestrebt, dürften **keine Entscheidungen** getroffen werden, **die lediglich einigen wenigen Vorteile verschaffen**. Nicht die, die am lautesten schreien oder das meiste Geld haben, würden dann ihre Vorstellungen durchsetzen, sondern die, die ein Konzept vorlegen, von dem alle Betroffenen gleichermaßen profitieren.

Nur wenn bei allen politischen Entscheidungen das **Allgemeinwohl vor partiellen Interessen geht**, lässt sich die Übermacht menschlicher Egoismen abbauen. Wir wissen, dass dies ausnahmslos in jedem Falle umsetzbar ist. Voraussetzung ist, dass sich alle Führungspersönlichkeiten an diesem Prinzip messen lassen. Wer dagegen verstößt, das heißt Entscheidungen zum Schaden des Allgemeinwohls trifft, die er selbst nicht in der Lage ist zu korrigieren, der verliert die Berechtigung, Führungsverantwortung zu übernehmen. Das heißt konkret, er wird seines Amtes enthoben.

Schlussbetrachtungen

Da ich kein Wissenschaftler bin, kann ich nicht ausschließen, dass einzelne Passagen in diesem Buch wissenschaftlich nicht ganz korrekt sind. Auf meinem kürzlich vor Landfrauen gehaltenen Vortrag hat einer der anwesenden Herren seine Bedenken wegen mangelnder Wissenschaftlichkeit und die hinreichend bekannten Argumente zur Diskussion gestellt.

Die Antwort darauf kam zu meiner Überraschung von einer Landfrau, die offenbar noch unbefangen denken konnte. Sie sagte: „Niemand zwingt uns, diese unwissenschaftliche Methode anzuwenden. Wir können uns so oder so entscheiden. Wir können der erfolglosen Medizinwissenschaft glauben und weiter so leiden wie bisher oder den Erfolgsmeldungen der Arthrose-Selbsthilfe vertrauen und selbst etwas tun. Die Wissenschaftler haben starke Argumente, aber diese sind bei unserer Arthrose erfolglos. Sie haben uns nicht geholfen. Noch immer kennen die Ärzte die Ursache für die Arthrose nicht. Etwas Besseres als Schmerztabletten und Gelenkaustausch können sie uns nicht anbieten. Hier wird uns eine Methode angeboten, mit der wir uns selbst helfen können – warum sollen wir das nicht wenigstens einmal versuchen?“

Für diesen Beitrag erntete die Landfrau einen anhaltenden Beifall. Für uns zählt eben der Erfolg und den erreichen wir auch ohne den Segen der Wissenschaft.

Seien Sie deswegen Ihr eigener Wissenschaftler. Beobachten Sie Ihren Körper und Ihre Gesundheit mit allen Sinnen. Achten Sie auf Gelenkschmerzen und andere Gesundheitsprobleme und fragen Sie sich, was Sie zuvor gegessen und getrunken haben. Fragen Sie bei allen Beschwerden aber auch, woher diese kommen und was die Ursache dafür ist – fragen Sie nicht nur, was Sie oberflächlich gegen die Symptome tun können, denn wenn Sie die Ursache kennen, dann ergibt sich die Gegenmaßnahme von selbst.

Schon bald werden Sie einen Zusammenhang erkennen zwischen dem Essen und Ihrem Problem, also zwischen Ursache und Wirkung. Wenn Sie zum Beispiel mit der Ganzheitlichen Arthrose-Therapie (GAT) schon schmerzfrei waren, aber die Gelenke bereits einen Tag, nachdem Sie „ernährungstechnisch" rückfällig geworden sind, unangenehm gespürt haben, dann wird es Ihnen leichter fallen, unseren Speiseplan einzuhalten. Dann werden Sie mit noch mehr Genuss in einen reifen Apfel beißen, Ihren bunten Salat genießen und all das andere, von dem Sie jetzt wissen, dass es Ihre Gesundheit fördert und Ihnen auf keinen Fall schaden kann. Der Wunsch nach einem gebratenen Schnitzel, einem Stück Wurst oder Käse wird dann immer kleiner und bald ganz aus Ihrem Kopf verschwinden, weil Sie jetzt wissen, dass darin die Ursache Ihrer Schmerzen liegt. Der Gaumenkitzel dauert einen Moment, ihr Gesundheitszustand aber begleitet Sie zu jeder Zeit in Ihrem Leben.

Alle schulmedizinischen Maßnahmen sind bisher lediglich Symptombehandlungen, besonders dann, wenn sie nur auf das Gelenk gerichtet sind. Dazu gehören Schmerzmittel, Salben und Einreibungen, Bestrahlungen, Knorpelverpflanzung und künstliche Gelenke – und auch die als alternativ bezeichneten Therapien wie Pulsierende Signaltherapie (PST oder MBST), Magnetfeldtherapie, Chondroitin- und Glukosaminsulfat mit und ohne *Aloe vera*. Allesamt Methoden und Mittel, die relativ teuer sind und die ich hier nur als Beispiel für viele andere anführe. Unbestritten sind sie manchmal hilfreich – ein

Effekt, der aber nur von kurzer Dauer ist, weil die eigentliche Ursache der Arthrose damit nicht beseitigt wird.

Erst wenn wir die Erkenntnisse von Professor Dr. Lothar Wendt umsetzen und die Übersäuerung stoppen, indem wir die Ernährung ändern, dann können wir die Krankheit wirklich heilen. Denn die Ursache der Arthrose liegt nun einmal darin, dass die Menschen in den vergangenen fünfzig bis hundert Jahren ihre Ernährungsgewohnheiten grundlegend verändert haben.

Die reine Rohkosttherapie wäre für die Heilung der Arthrose optimal, ist aber bei geringerem Leidensdruck nur schwer zu vermitteln. Mit der Ganzheitlichen Arthrose-Therapie (GAT) gehen wir einen sanfteren Weg, denn dabei sind gedünstete Gemüse und Kartoffeln erlaubt.

Wer diese Regeln nicht einhalten kann, wer auf Bohnenkaffee, Zigaretten und Alkohol nicht verzichten will, der sollte gar nicht erst damit anfangen. Wer sich aber auf die GAT einlässt, wer mit seinem Verstand und mit seinem Geist dahintersteht, weil er die Zusammenhänge verstanden hat und weil er gesund werden will, der hat mit sehr hoher Wahrscheinlichkeit auch Erfolg.

Ein klares Wort

Menschen, die sich über viele Jahre hinweg mit Gesundheitsthemen beschäftigt haben, kommen zwangsläufig zu der Erkenntnis, dass es besser ist, sich selbst über Krankheiten zu informieren, anstatt den Aussagen von Ärzten bedingungslos zu vertrauen. Denn die Fehler in unserem Gesundheitssystem sind grundsätzlicher Art und wir sollten uns nach Möglichkeit davon fernhalten.

Vieles von dem, was Sie in diesem Buch gelesen haben, ist unseren Ärzten nicht bekannt – aber selbst wenn unsere Mediziner es wüssten, dann könnten und dürften sie es nicht anwenden, falls sie weiterhin Arzt bleiben wollen. Sie leben schließlich davon, dass viele Menschen krank werden. Sie würden sich selbst überflüssig machen, wenn sie ihre Patienten über die wahre Ursache ihrer Krankheit aufklären – denn dafür bekommen sie von der Krankenkasse kein Geld.

Hören wir von Ärzten, dass sie schon viele Tausend Gelenke operiert haben, diese Operation an sich selbst aber ablehnen, dann sollte uns das zu denken geben. „Bei uns Medizinern ist das immer so, dass wir täglich vieles empfehlen, was wir bei uns selbst nicht praktizieren wollen. So sind wir Mediziner – das ist doch klar", sagte ein Orthopäde in einem Vortrag am 1. November 2005. Er hat also das Wissen, wendet es aber nur bei sich selbst an und nicht bei seinen Patienten. Könnte man diese Haltung nicht als kriminell bezeichnen? Wir Patienten erwarten, ehrlich aufgeklärt zu werden, und schenken dem Arzt unser Vertrauen – das allerdings wird schändlich missbraucht.

Dass die Ganzheitliche Arthrose-Therapie so erfolgreich ist, finden Ärzte sicherlich sensationell, sie werden die GAT aber bei ihren Patienten niemals anwenden. Der bessere Weg wird ausgeklammert, die richtigen Erkenntnisse werden unterdrückt. Was ist das für ein System?

Sagt ein Arzt dann noch, „Medizin ist ja keine exakte Wissenschaft, sie beruht auf Erfahrung und hat viel mit Geld zu tun", liegt die Wahrheit klar vor uns auf dem Tisch. Wie wir darauf reagieren, ist nun unsere Sache. Wenn Sie jetzt denken: „Das kann nicht sein, das glaube ich nicht, dass ein Arzt so etwas sagt", dann biete ich Ihnen an, das Original-Tondokument, die Aufzeichnung eines Vortrags, anzuhören, in dem ein Arzt genau das kundtut.

All das zeigt uns, wie schlimm es um unser Gesundheitssystem bestellt ist. Dem Volkswirtschaftler wird klar, dass es so nicht mehr lang funktionieren kann. Deswegen ist es besser, wir helfen uns selbst.

Müssen wir kämpfen?

Die Natur hat immer recht. Gegen sie zu kämpfen, das wäre unsinnig. Die Natur verstehen zu lernen ist der richtige Weg. Tiere müssen das nicht lernen; sie leben mit der Natur und erkennen zum Beispiel instinktiv den Unterschied zwischen genmanipuliertem und natürlichem Futter. Diese Fähigkeit fehlt uns Menschen, aber wir können uns das Wissen über die Natur, unsere Natur, aneignen, indem wir die richtigen Bücher lesen, indem wir lernen.

Fasten beeinflusst Arthroseschmerzen und entlastet die Gelenke

Ganz neu und gerade noch rechtzeitig vor Erscheinen der zweiten Auflage dieses Buches erreicht mich die Kunde von einer Studie, die am Universitätsklinikum Jena entstanden ist und die ich hier wiedergebe. Immer nur fasten, das geht natürlich nicht. Es genügt aber schon, nur die Speisen wegzulassen, die den Gelenkschaden verursachen. Dann können wir uns mit den verbleibenden Lebensmitteln sogar rundum satt essen und die Schmerzen verschwinden genauso wie beim Fasten. Welche Speisen das sind, vermittelt dieses Buch.

Essensverzicht hilft gegen Gelenkschmerzen
von Helena Reinhardt, Referat Öffentlichkeitsarbeit, Friedrich-Schiller-Universität Jena, 9. Juli 2007

Degenerativ bedingte Gelenkschmerzen lassen sich durch Heilfasten wirksam reduzieren. Bei ärztlich kontrolliertem sogenanntem „Saftfasten" gehen schon nach 15 Tagen die Schmerzen in den Gelenken massiv zurück, die Gelenkfunktion verbessert sich und das

Wohlbefinden der Patienten wird gesteigert. Dieser positive Effekt hält auch 3 Monate nach Abschluss der 15-tägigen Fastenkur noch an. Arthrose-Patienten könnten so mithilfe des Heilfastens auf ihre täglichen Schmerzmedikamente verzichten oder zumindest die Zahl der Tabletten massiv verringern.

Zu diesem Ergebnis kommt eine Studie des „Kompetenzzentrums Naturheilverfahren" des Universitätsklinikums Jena (UKJ), in der die therapeutische Wirksamkeit einer ambulanten Fastenkur auf den Schmerz, die Gelenkfunktion und die Befindlichkeit bei Patienten mit *Gon-*, *Cox-* und *Polyarthrose* (Knie-, Hüft- und Fingergelenksarthrose) untersucht wurde.

In einer Kooperation mit der Klinik für Naturheilverfahren an der Charité Berlin hat dabei der Jenaer Doktorand Sebastian Schmidt 36 Probanden mit Arthrose vor, während und nach einer 15-tägigen Fastenkur untersucht. „Wir haben verblüffende Ergebnisse erhalten", erklärt Professor Dr. Christine Uhlemann, Betreuerin der Doktorarbeit und Leiterin des Kompetenzzentrums Naturheilverfahren am UKJ. „Bei allen Patienten gingen während des Heilfastens die Schmerzen deutlich zurück und die anfänglich eingeschränkte Gelenkfunktion hat sich signifikant verbessert, auch durch den positiven Nebeneffekt der Gewichtsabnahme", so Uhlemann. Damit sei in dieser Form erstmals der Einfluss der Nahrung und des Nahrungsverzichts auf Arthrose-Erkrankungen nach streng wissenschaftlichen Regeln untersucht worden, so Uhlemann.

Hintergrund dieses Effekts ist der Zusammenhang zwischen Ernährung und degenerativen Vorgängen: Besonders der Konsum von tierischen Produkten begünstigt durch die Zufuhr von Arachidonsäure aus tierischen Fetten die Entstehung und Verstärkung von Entzündungen, wie diese bei Rheuma und Arthrose in den Gelenken ablaufen. „Wir dürfen diese Entzündungskaskade, die auch bei allen degenerativen Prozessen stattfindet, einfach nicht füttern", begründet Professor Uhlemann den Effekt eines Nahrungsverzichts. Daneben wird der Stoffwechsel im Sinne einer sogenannten „Entschlackung" positiv beeinflusst, sodass die Gelenke auch dadurch entlastet werden.

Niemand könne allerdings lebenslang fasten, um die Gelenkveränderungen zu stoppen. „Wir konnten jetzt allerdings zeigen, dass Fasten sehr wohl auch einen langfristigen positiven Effekt hat", betont Uhlemann. Denn nach der Fastenkur behält der Großteil der Probanden ein verändertes Ernährungsverhalten bei: Viel vegetarische, wenig tierische Produkte und generell verkleinerte Portionen. „Dadurch lassen sich auch auf längere Sicht Verschleißprozesse beeinflussen, sodass die Medikamentengabe verringert werden kann", so Professor Christine Uhlemann. „Da Fasten aber auch eine Belastung für den Körper ist, sollte es nur unter ärztlicher Kontrolle erfolgen und mögliche gesundheitliche Einschränkungen ausgeschlossen werden", ergänzt Professor Uhlemann.

In der Studie wurden vor, während und nach der Fastenkur bei Schmerzpatienten mit Kniegelenks-, Hüftgelenks- und Fingergelenksarthrose das Schmerzempfinden, die Bewegungsfunktion, die Lebensqualität sowie die Stoffwechselparameter erfasst und kontrolliert.

Darmsanierung

Zu oft wird die Pflege unseres Darms vernachlässigt. Die Ganzheitliche Arthrose-Therapie (GAT) kann ihre natürliche Wirkung nicht voll entfalten, wenn alte Ablagerungen die Darmfunktion beeinträchtigen. Jean-Claude Alix bezeichnet in seinem Buch „Es geht um Ihren Darm" die Darmpflege als den „Schlüssel zur ewigen Gesundheit". In einem Vortrag von Professor Probst wurden Bilder gezeigt, die mich schaudern ließen. Der Professor sagte, dass es bei vielen Menschen so aussieht. Da wundert es nicht, wenn bei diesen Personen die GAT den erwarteten Erfolg nur teilweise erreicht. Machen Sie basische Bäder und greifen Sie zu basischen Pflegemitteln, wenn Sie Seife, Haarwaschmittel, Gesichtspflege, Körperlotion und Deodorant einkaufen. Ihre Zahncreme sollte keine Fluoride oder Fluorverbindungen enthalten.

Anhang

Beratungsstellen zur Ganzheitlichen Arthrose-Therapie

Im Folgenden finden Sie **Kontaktstellen in Deutschland** aufgelistet, die eine Beratung zur Ganzheitlichen Arthrose-Therapie anbieten. Es handelt sich dabei überwiegend um Menschen, die ihre Arthrose mithilfe der GAT erfolgreich behandelt haben und ihre Erfahrungen weitergeben wollen. **Wir freuen uns jedoch, wenn Sie in Österreich und in der Schweiz eine Kontaktstelle gründen und uns Ihren Ansprechpartner und die Telefonnummer mitteilen.**

Bad Laer
Rückenvital Zentrum, Hartmut Seidel, Tel.: 0049 (0) 54 24/22 59 22

32545 **Bad Oeynhausen**
Herr Buschjost, Tel.: 0049 (0) 171 6 27 16 30,
Fax: 0049 (0) 57 31/79 69 58

Düren/Rheinland
Maria Rausch, Tel.: 0049 (0) 24 21/5 68 43

67483 **Edesheim**
Inge Maria Hammerschmidt, Tel.: 0049 (0) 63 31/4 62 89
E-Mail: *i.hammerschmidt@gmx.de*
www.gesundheitspraxis-hammerschmidt.de/arthrose-selbsthilfe

Eutin
Rainer Schmidt, Tel.: 0049 (0) 45 21/96 56

Felsberg
Finden die Treffen der Arthrose-Selbsthilfe jeden 1. Freitag im Monat statt (siehe auch auf unserer Website *www.arthroseselbsthilfe.de*, dort unter „Aktuelles").

Greifenstein
Hannelore und Klaus Abel, Tel.: 0049 (0) 64 49/7 11 24
E-Mail: *info@arthrose-selbsthilfe-lahn-dill.de*
www.arthrose-selbsthilfe-lahn-dill.de

20235 **Hamburg**
Gisela Heldt (Ärztin), Tel.: 0049 (0) 30/77 19 02 10

Hannover
Brunhilde Tannenberg, Tel.: 0049 (0) 51 47/9 21 00

24616 **Hasenkrug**
Gabriele Schmidt-Finke, Tel.: 0049 (0) 43 24/83 95

32689 **Kalletal**
Dipl.-Psych. Beate Oehlmann, E-Mail: *fragen@arthroseselbsthilfe-owl.de*

Lauterbach
Norbert Lange, Tel.: 0049 (0) 66 41/29 53

Lübbecke
Erdmute Tannhäuser, Tel.: 0049 (0) 57 41/8 09 22 25

Lübeck
Gesprächskreis, Christa Fischer, Tel.: 0049 (0)4 51/79 31 15
Dr. Volker Traub, Tel.: 0049 (0)4 51/6 07 26 70

Oelde
Angelika Wolzen, Tel.: 0049 (0) 25 22/96 04 38

Regensburg
Physiotherapeutische Praxis, Hubert Brüderlein
Tel.: 0049 (0) 9 41/4 10 33
E-Mail: *h.bruederlein@t-online-de*
www.schmerzfrei-bruederlein.de

Schönebeck
Ronald Dittrich, Tel.: 0049 (0) 39 28/44 75 66

Ströhen bei Osnabrück
Friedrich Lorch, Tel.: 0049 (0) 57 74/95 02

Ulm
Doris Bernt (Gesprächskreis), Tel.: 0049 (0) 7 31/6 22 54

A–4073 Wilhering
Karl Möstl, Tel.: 0043 (0) 6 76/6 45 95 10

CH–Rheintal Ost-Schweiz/Vorarlberg
Claudia Hämmerle
E-Mail: *arthrose.selbsthilfe@bluewin.ch*

Weitere Adressen

Hier finden Sie **Adressen von Häusern in Deutschland**, mit denen die Arthrose-Selbsthilfe seit Jahren vertrauensvoll zusammenarbeitet und die Sie mit der Ganzheitlichen Arthrose-Therapie in eine gesündere Lebensweise führen. **Über Partner in Österreich und in der Schweiz würden wir uns freuen.** (Stand: 2012)

Hotel „Das Sonnenhaus", Elke Neu
Die hier angewendete Rohkosttherapie war erfolgreich bei Multipler Sklerose, Parkinson, Arthrose, Schlaganfall und Neurodermitis.
Am Brink 20
D-23617 Obernwohlde (bei Lübeck)
Tel.: 0049 (0) 45 06/3 00

NATURION® Vegetarisches BioHotel, Rosemarie Muth,
Arthrose-Basenwochen als Arthrose-Basen-Kur nach der GAT®
Sonnenbühlweg 6
D-79856 Hinterzarten im Hochschwarzwald
Tel.: 0049 (0) 76 52/52 82, Fax: 0049 (0) 76 52/58 50,
www.naturion.de, E-Mail: *biohotel@naturion.de*

Dr. med. Andreas Thum, Facharzt für Orthopädie,
Akupunktur, manuelle Therapie nach Dorn.
Ziel des Dr. Thum ist es, dass Sie aus eigener Kraft gesund werden und auch bleiben können!
Herrenstrasse 31
D-88239 Wangen im Allgäu
Tel./Fax: 0049 (0) 75 22–91 27 08
www.drandreasthum.de

Adressen für Haaranalysen

Moritz Apotheke, Fachapothekerin Frau Schlenk
28 Elemente, inkl. Beratung
Moritzbergstraße 53
D-90482 Nürnberg-Laufamholz
Tel.: 0049 (0) 9 11/9 50 69 66, Fax: 0049 (0) 9 11/9 50 69 77
www.moritzapotheke.de

Sylvia Giesegh (früher Biometa)
Haar-Mineral-Analyse und Ernährungsberatung
Gustav-Lindner-Weg 1
D-81825 München
Tel.: 0049 (0) 89/23 26 98 28, Fax: 0049 (0) 89/23 26 98 27
www.biometa.de oder *www.sylvia-giesegh.de*
Wählen Sie Typ A, Labormessung, 29 Elemente

Sie können aber auch Apotheken in Ihrer Nähe anrufen und nachfragen, ob sie eine Haaranalyse durchführen oder einen Kollegen/eine Kollegin kennen, die das tut.

Liste empfehlenswerter Bücher und Quellennachweise

Nicht alle der im Folgenden aufgeführten Bücher sind ursprünglich für Menschen mit Arthrose geschrieben worden. Deswegen treffen einige der in diesen Werken getroffenen Aussagen auf Arthrose-Kranke nicht zu und nicht alle Ernährungsrezepte sind für die Ganzheitliche Arthrose-Therapie geeignet. Vergleichen Sie die Angaben deswegen immer mit den Empfehlungen im Tagesplan. Dennoch habe ich in den Werken sehr viele interessante Hinweise gefunden, die Anregungen für die gesunde Ernährung von Arthrose-Kranken enthalten und darüber hinaus bei der Heilung anderer Krankheiten nützlich sein können.

Neben den hier empfohlenen Büchern lohnt es sich, regelmäßig in Zeitschriften wie „raum & zeit“, „Bio“, „Focus“, „Natur & Heilen“, „Matrix 3000“, „News Age“ oder in der Depesche von Michael Kent „Mehr wissen, besser leben“ nach neuesten Erkenntnissen über alternative Therapien zu forschen.

Alle Bücher, hinter denen in Klammern „Arthrose-Selbsthilfe“ zu lesen ist, können Sie über die Arthrose-Selbsthilfe bestellen: *www.arthroseselbsthilfe.de.* Sie unterstützen diese damit.

Alix, Jean-Claude: *Es geht um Ihren Darm. Darmpflege: Der Schlüssel zur ewigen Gesundheit.* Spurbuchverlag, 2011

Bays, Brandon: *The Journey. Der Highway zur Seele. Erweiterte und überarbeitete Neuausgabe.* Allegria Verlag, 2012 (Die Autorin hatte Krebs und beschreibt ihre Selbstheilungsreise von innen heraus.)

Belleme, John und Jan: *Schätze der japanischen Naturküche.* Edition Lebenszeichen, 1992 (vergriffen; antiquarisch beziehen)

Boutenko, Victoria: *Green for Life. Grüne Smoothies nach der Boutenko-Methode.* Hans-Nietsch-Verlag, 2009 (Arthrose-Selbsthilfe)

Bracht, Dr. med. Petra; Liebscher-Bracht, Roland: *Die Arthrose-Lüge. Warum die meisten Menschen völlig umsonst leiden –*

und was Sie dagegen tun können. Mit dem sensationellen Selbsthilfe-Programm. Goldmann Verlag, 2017

Bräutigam, Gabriele L.: *Wilde grüne Smoothies. 50 Wildkräuter – 50 Rezepte, Vegan & köstlich.* Hans-Nietsch-Verlag, 2014 (Arthrose-Selbsthilfe)

Bragg, Dr. Paul C., und Bragg, Dr. Patricia: *Wasser, das größte Gesundheitsgeheimnis. Die schockierende Wahrheit über Wasser.* Natura Viva, 2005 (Ein Buch mit erstaunlichen Wahrheiten)

Bruer, Manfred: *Alt werden – gesund bleiben.* Selbstverlag, 2011

Bruker, Max Otto: *Unsere Nahrung, unser Schicksal. Alles über Ursachen, Verhütung und Heilbarkeit ernährungsbedingter Zivilisationskrankheiten.* emu-Verlag, 2011 (Ein klassischer Ernährungsratgeber – bei Arthrose nicht in allen Punkten zutreffend, aber trotzdem sehr wertvoll)

Campobasso, A.: *Stopp! Die Umkehr des Alterungsprozesses.* Goldmann Verlag, 2008 (Ein sehr informatives Buch; Arthrose-Selbsthilfe)

Davis, William Dr. med.: *Weizen-Wampe. Warum Weizen dick und krank macht.* Goldmann Verlag, 2013 (Arthrose-Selbsthilfe)

Delias, Michael: *Die Heilnahrung nach den sieben Wertigkeitsstufen der Rohkost. Das große Arbeitsbuch der Rohkost.* Die Wurzel, 2011

Diamond, Harvey und Marilyn: *Fit fürs Leben. Fit for Life.* Goldmann Verlag, 1990 (Arthrose-Selbsthilfe)

Diamond, Harvey und Marilyn: *Fit fürs Leben. Fit for Life 2.* Goldmann Verlag, 1992 (Prädikat: sehr wertvoll. Diese beiden Bücher stehen für mich an vorderer Stelle; Arthrose-Selbsthilfe)

Enders, Guilia: *Darm mit Charme. Alles über ein unterschätztes Organ.* Ullstein Verlag, 2014 (Arthrose-Selbsthilfe)

Hartenbach, Walter: *Die Cholesterin-Lüge. Das Märchen vom bösen Cholesterin.* Herbig Verlag, 2012

Hochstrasser, Urs: *Rohkost – die lebendige Nahrung. Ein Leitfaden mit 136 Rezepten. Mit einer Anleitung zum Keimen, zum*

Ziehen von Sprossen und Weizengras und zum Kompostieren. Verlag Bewusstes Dasein, 1997

Kelder, Peter: *Die Fünf „Tibeter". Das alte Geheimnis aus den Hochtälern des Himalaja lässt Sie Berge versetzen.* Scherz Verlag, 2011 (Unsere Empfehlung für den regelmäßigen Frühsport)

Klein, Thomas: *Rückenschmerzen. Bandscheibenschäden. Gelenkerkrankungen. Ein Wegweiser zur Selbsthilfe, Heilung und Vorsorge.* Hygeia-Verlag, 2008 (Arthrose-Selbsthilfe)

Klein, Thomas: *Volkskrankheit Vitamin-B_{12}-Mangel. Über die schwerwiegenden Folgen geringer Zufuhr, gestörter Aufnahme und Verwertung von Vitamin B_{12}. Ein Wegweiser zu Selbstheilung, Heilung und Vorsorge.* Hygeia Verlag, 2013 (Ein wertvolles Buch; Arthrose-Selbsthilfe)

Koch, Fred W.: *Saure Nahrung macht krank.* Vier Flamingos Verlagsgesellschaft, 1998

Konz, Franz: *Der große Gesundheits-Konz. Wildkräuter – UrMedizin gegen Krebs, Asthma, Rheuma, Fettsucht, Allergie, Multiple Sklerose, Herz- und anderen chronische Leiden. Sonderausgabe.* Universitas Verlag, 2001

Kupetz, Bettina: *Mein Weg in ein unbeschwertes Leben ohne OP und Medikamente. Beschwerdefrei mit richtiger Ernährung und Bewegung.* Hans-Nietsch-Verlag, 2014 (Ein Erfahrungsbericht mit Tagesrezepten und eine Ergänzung zu unserem Buch „Arthrose – Der Weg zur Selbstheilung"; Arthrose-Selbsthilfe)

Laszlo, Ervin: *Das dritte Jahrtausend – Zukunftsvisionen.* Suhrkamp Verlag, 1998 (Wertvolle philosophische Betrachtungen)

Lützner, Hellmut: *Wie neu geboren durch Fasten.* Verlag Gräfe & Unzer, 2008 (Anleitung für den Einstieg in die GAT)

Lützner, Hellmut; Million, Helmut: *Rheuma & Gicht. Selbstbehandlung durch Ernährung.* Bechtermünz Verlag, 2002 (Dieser Ratgeber enthält wertvolle Grundsätze zur Ernährung, die nachdenklich machen.)

Messing, Norbert: „Der Eiweiß-Mythos – Zivilisationskrankheiten aus dem Speisezettel“, in: *Natur & Heilen*. Heft 1/2004

Muth, Rosemarie: *Arthrose. Das basenstarke NATURION-Kochbuch. Mit 74 Rezepten für ein unbeschwertes Leben*. Hans-Nietsch-Verlag, 2013 (Arthrose-Selbsthilfe)

Muth, Rosemarie: *Aus meiner NATURION-Küche*. Selbstverlag (Erfahrungen und Rezepte einer Hauswirtschaftsmeisterin speziell für Arthrose; Arthrose-Selbsthilfe)

Neu, Elke: *Ich will gesund sein. Gesundheitsfibel*. Sivara Natara, 2013 (Motivations- und Handlungshilfe auf dem Weg zur Selbsthilfe mit Rohkost-Rezepten; Arthrose-Selbsthilfe)

Nöcker, Rose-Marie: *Das große Buch der Sprossen und Keime. Mit vielen Rezepten*. Heyne Verlag, 1992 (Wir ziehen unsere Keimlinge selbst.)

Pauly, Peter (Hrsg.): *Am Anfang war das Wort*. Pauly Verlag, 2001 (Dieses wunderbare Buch ist zu bestellen direkt beim Pauly Verlag, Am Barsberg 2, D-53539 Bongard, Tel.: 00 49 26 92/93 17 15, *www.paulyverlag.de*)

Plichta, Peter: *Benzin aus Sand. Die Silan-Revolution*. Verlag Langen/Müller, 2001 (nur noch antiquarisch erhältlich)

Robbins, John: *Ernährung für ein neues Jahrtausend*. Hans-Nietsch-Verlag, 1995 (Das Buch liefert klare Beweise dafür, dass wir ohne tierische Lebensmittel auskommen.)

Schaper, Astrid und Klaus: *Es gibt auch einen anderen Weg*. Selbstverlag (Ausgewählte Rezepte speziell für Arthrose-Betroffene; Arthrose-Selbsthilfe)

Schatalova, Galina; Eder, Fritz: *Wir fressen uns zu Tode. Das revolutionäre Konzept einer russischen Ärztin für ein langes Leben bei optimaler Gesundheit*. Goldmann Verlag, 2002 (Banaler Titel, aber wertvoller Inhalt; Arthrose-Selbsthilfe)

Schmidt, Hans-Gottfried; Matejka, Rainer: *So hilft die Natur bei Arthrosen. Ein 7-Punkte-Programm zur Vorbeugung und Behandlung.* Verlag Natura Viva, 2009

Stranz, Sebastian: *Lebensreform heute. Gesunde Lebensweise in der modernen Gesellschaft.* Books on Demand, 2009 (Mit wertvollen Hinweisen für ein gesünderes Leben)

Treutwein, Norbert: *Übersäuerung.* Krank ohne Grund: Krankheiten erkennen, die Störungen im Säure-Basen-Haushalt natürlich und wirksam ausgleichen. Südwest Verlag, 2009 (Ein rundum empfehlenswertes Werk)

Ulmer, Günter A.: *Die besonderen Heilkräfte von Hafer und Hirse.* Ulmer Verlag, 1991 (Zitiert in diesem Buch)

Ulmer, Günter A.: *Ein Heilgeschenk der Natur, Hirse.* Waerland-Monatshefte, Ulmer Verlag (Zitiert in diesem Buch)

Ulmer, Günther A.: *Ernährung mit Vernunft. gesund – gerecht – human.* Ulmer Verlag, 2008

Vormann, Prof. Dr. Jürgen: *Säure-Basen-Balance. Der Kompass für mehr Vitalität und Wohlbefinden.* Gräfe und Unzer Verlag, 2008 (Mit PRAL-Tabelle; Arthrose-Selbsthilfe)

Wacker, Sabine: *Basenfasten. Sanft entlasten und dauerhaft abnehmen.* Gräfe und Unzer Verlag Verlag, 2014 (mit Vitalstofftabelle; Arthrose-Selbsthilfe)

Wacker, Sabine; Wacker, Dr. med. Andreas: *300 Fragen zur Säure-Basen-Balance.* Gräfe und Unzer Verlag, 2016 (Arthrose-Selbsthilfe)

Wandmaker, Helmut: *Rohkost statt Feuerkost. Wahre Gesundheit durch natürliche Nahrung.* Goldmann Verlag, 1996 (Arthrose-Selbsthilfe)

Wendt, Lothar: *Die Eiweißspeicher-Krankheiten* (in Kopien mit Genehmigung von Herrn Professor Dr. med. Thomas Wendt; ein Buch, das jeder Arzt lesen sollte. Es ist für die meisten Leser nicht geeignet, geht sehr in die Tiefe und spricht in erster Linie medizinische Fachleute an. Wegen der vielen Fachbegriffe ist es für Laien schwer zu lesen; Arthrose-Selbsthilfe)

Zycha, Harald: *Natur Ganzheit Medizin*. Books on Demand Verlag, 2011 (Philosophie – es lohnt sich, dieses Buch zu lesen)

Der 8-Minuten-Film auf DVD mit dem Titel „Arthrose – Ursachen erkennen und heilen“ kann für 10 Euro bei der Arthrose-Selbsthilfe (*www.arthroseselbsthilfe.de*, dort unter „Literatur“) bestellt werden.

Zum guten Schluss eine große Bitte …

Liebe Leserinnen und liebe Leser!
Dieses Buch soll fortlaufend erweitert und verbessert werden. Die Arthrose-Selbsthilfe freut sich über Rückmeldungen, ob dieser Ratgeber Ihren Erwartungen entsprochen hat. Auch für Verbesserungsvorschläge, neue Sichtweisen und Erkenntnisse sind wir offen. Bitte teilen Sie uns Ihre Erfahrungen per E-Mail, Fax oder Brief mit. Die Hauptsache ist, dass ich überhaupt eine Rückmeldung erhalte, mit oder ohne Erfolg. Vielen Dank im Voraus dafür.
Ihre Ingrid Fisseler
E-Mail: *fisseler@arthroseselbsthilfe.de*

P. S.: **Spenden** sind der Arthrose-Selbsthilfe selbstverständlich sehr willkommen. Hier die Nummer des Vereinskontos, das auch für Vorauszahlungen von bestellten Büchern und Broschüren verwendet wird:
SSK Felsberg

IBAN: DE85 5205 2154 0030 3310 11
BIC: HELADEF1MEG

Sie unterstützen die Arthrose-Selbsthilfe auch, wenn Sie Bücher bei der Arthrose-Selbsthilfe bestellen, siehe unter *www.arthroseselbsthilfe.de*.

… und noch eine allerletzte Bitte

Wenn Sie mit der GAT erfolgreich waren, werden Sie Ihre Erfahrungen weitergeben wollen. Machen Sie dann bitte nicht den Fehler, gleich zu Beginn zu erzählen, was Sie essen und was nicht. Bei unvorbereiteten Zuhörern führt das fast immer zu einer Blockade und sie reagieren dann mit heftiger Ablehnung. Sollten Sie danach gefragt werden, weichen Sie aus etwa mit dem Hinweis, das könne man so zwischen Tür und Angel nicht besprechen, oder etwas Ähnlichem. Erzählen Sie am besten nur von Ihren Erfolgen. Wer das Buch von Anfang an gelesen hat, kann sich besser darauf einstellen.

Ein paar Tipps zum Abschluss

Es mag vorkommen, dass Sie **unter kalten Händen und Füßen leiden**. Essen Sie darum Ghee (geklärte Butter; am besten selbstgemacht; Rezept siehe Seite 49), Oliven-, Lein- und andere Öle sowie Avocados, Gewürze wie Chili, Pfeffer, Zimt, Curry, Ingwer, Zwiebeln, Knoblauch, Meerrettich, Fenchel und als Obst Papaya, Granatapfel, Datteln, Zitronen, Aprikose, Pfirsich und Kirschen. Trinken Sie Chai. Das gibt Ihrem Körper mehr Brennstoff.

Erlaubt sind: Butter, besser Ghee, bis zu 6 Gramm natürliche Salze (Himalajasalz, Ursalz, Steinsalz) am Tag, aber auch alle anderen Gewürze, denn Ihre Mahlzeiten sollen ja schmecken.

Ein Muss: 6 Teelöffel gemahlene Braunhirse (roh) pro Tag, die Sie über den Tag verteilt zu sich nehmen können (Wie, das können Sie unter „Das Mittagessen: Salat und Gemüse frisch auf den Tisch“, Seite 43 f., nachlesen.)

Vorsicht: Getreide und Produkte, die sauer verstoffwechselt werden, wenn überhaupt, dann nur abends essen.

Nehmen Sie erst wieder Nahrung auf, wenn die vorher verzehrte auch verdaut ist. Sie sollten also bei

- Obst 30 Minuten warten;
- Bananen, Trockenfrüchten oder Avocados 45 bis 60 Minuten warten;
- reiner Rohkost oder Salat 1 bis 2 Stunden warten und nach
- einer richtig zusammengestellten Mahlzeit 3 Stunden warten.

Obst immer n u r auf leeren Magen verzehren, das gilt sowohl am Tag als auch in der Nacht!

Wenn Sie kein Obst vertragen, machen Sie ein paar Tage lang eine Fastenkur mit Wasser und Gemüsebrühe o h n e Einlage, nur die reine Brühe. Sie können zusätzlich auch eine Darmreinigung machen. Danach beginnen Sie Ihren Tag dann ein paar Tage lang morgens mit rohem basischem Gemüse. Anschließend wird Ihr Verdauungsorgan bereit sein, süße Früchte zu verarbeiten. Und anschließend wird es auch wieder mit saurem Obst zurechtkommen, das im Laufe der Verdauung immer basisch verstoffwechselt wird.
Beziehen Sie essbare Wildkräuter in Ihre Ernährung mit ein, denn sie enthalten mehr Vitamine, Mineralstoffe und Spurenelemente als herkömmliches grünes Blattgemüse.

Führen Sie Tagebuch: Schreiben Sie auf, was Sie essen und wie es Ihnen geht.

Reisen mit der GAT

Auch im Urlaub ist es uns immer gelungen, nach den Regeln der GAT zu leben. Für die Reise haben wir genügend Obst sowie Rohkost wie Gemüse und basische Nüsse eingepackt und Buchweizenmüsli; dazu kann man außerdem das Braunhirsemehl sowie 1 Banane geben (siehe Seite 219). Als Brot eignet sich solches aus Buchweizen- oder Sojamehl und kleine Dosen mit pflanzlichen Pasteten als Aufstrich. Im Hotel vereinbaren wir mit der Küche, dass wir früh nur Obst bekommen und ansonsten nur pflanzliche Kost essen. Bei einer Flugreise bestellen wir schon bei der Buchung im Reisebüro „vegetarische Kost".

Liste basen- und säurebildender Lebensmittel

Bei verschiedenen Autoren, die Bücher zum Thema „Übersäuerung" geschrieben haben, werden unterschiedliche Angaben zur basischen und sauren Verstoffwechslung von Lebensmitteln gemacht. Wir richten uns nach folgender Tabelle:

Basenbildende Lebensmittel

Bananen
Bohnen, grüne
Erbsen, grüne
Gartenkräuter
Gemüse, fast jedes (auch roh)
Kartoffeln
Obst, reif geerntetes
Pilze
Salate
Wildkräuter

Kokosnuss
Mandeln
Maronen (Esskastanien)
Pekannüsse
Pistazien

Bambussprossen
Bohnensprossen
Mungbohnensprossen
Sojasprossen

Butter, neutral
Pflanzenfette und Öle, nativ
Gemüsesäfte, frisch zubereitete
Erdmandeln und Mandelmus

Grüne Smoothies
Kräutertee
Leitungswasser
Lupinenkaffee
Obstsäfte, frisch zubereitet
Tee, grüner
Wasser ohne Kohlensäure mit den wenigsten Mineralien
Zitronensaft

Leicht säurebildende Lebensmittel
(Nur in kontrollierter Menge essen!)

Amarant
Buchweizen
Hirse, gekocht (kein Braunhirsemehl)
Mais
Vollkornbrot
Vollkornnudeln (ohne Ei)
Vollkornreis
Quinoa

Artischocken
Hülsenfrüchte, getrocknete
Rosenkohl
Rote Bete
Spargel
Tomaten

Erdnüsse
Haselnüsse
Walnüsse
Achtung! Die meisten Nüsse und Samen werden sauer verstoffwechselt – mit Ausnahme der unter „Basenbildende Lebensmittel" genannten. Sie gehören jedoch zu den guten Säurebildnern. Ihr Säurepotenzial kann durch Einweichen über Nacht (Aktivieren) noch weiter reduziert werden.

Alfalfasprossen
Getreidesprossen
Linsen- und Erbsensprossen

Stark säurebildende Lebensmittel
(So gut es geht: meiden!)

Ahornsirup
Bonbons
Eiscreme
Honig
Süßigkeiten
Zucker (auch brauner und alle Produkte, in denen er enthalten ist oder die aus ihm produziert wurden)

Fertigprodukte aus weißem Mehl
Frühstückscerealien
Gebäck
Getreide und Getreideprodukte
Kuchen
Mehl- und Milchspeisen
Milch- und alle daraus hergestellten Produkte (wie Käse, Joghurt und so weiter)
Torten

Rhabarber

alles, was vom Tier kommt und daraus hergestellt wird (wie Fleisch- u. Wurstwaren)
Eier
Fisch- u. Meeresfrüchte

Bohnen- u. Getreidekaffee
Essig
Früchtetee
Fruchtsäfte (nicht reine, mit Zuckerzusatz)
Hagebuttentee
Limonaden (wie Coca-Cola)
Malventee
Tee, schwarzer
Wasser mit Kohlensäure

Hilfreich ist auch eine PRAL-Tabelle, wie Sie sie im Büchlein „Säure-Basen-Balance“ von Professor Dr. Jürgen Vormann und in den Büchern „300 Fragen zur Säure-Basen-Balance“ von Sabine Wacker und Dr. med. Andreas Wacker sowie Sabine Wackers „Basenfasten. Sanft entlasten und dauerhaft abnehmen“ (alle zu beziehen unter *www.arthroseselbsthilfe.de.*) finden.

Wenn Sie bereits Beschwerden haben, sollten 80 Prozent basenbildende Lebensmittel auf Ihrem Speisezettel stehen und nur 20 Prozent säurebildende. Ist eine Besserung eingetreten, dürfen Sie diese Richtlinie ein wenig lockern.

Verzehren Sie außerdem nicht zu viel schleimbildende und stärkehaltige Nahrungsmittel – wie Kartoffeln, Hirse, Amarant, Quinoa, Reis, Nudeln, Brot, Nüsse, Samen und Kerne (Das bedeutet allerdings nicht, dass Sie diese nicht verzehren dürfen!) –, sondern halten Sie sich mehr an die entschleimenden Lebensmittel – wie Früchte, Sprossen, Wild- und Gartenkräuter, Salate, Gemüse (roh und gedünstet), Säfte aus Früchten und aus Gemüse (frisch gepresst; allerdings in Maßen genießen; essen Sie lieber die ganze Frucht!).

Wenn Sie eingeladen sind oder selbst Gäste haben,

können Sie 20 Prozent Nahrungsmittel, die sauer verstoffwechselt werden, essen, wenn Sie sich den Rest des Tages basisch ernähren (das aber nur, wenn es Ihnen schon besser geht). Verzehren Sie dann gemäß den Prinzipien der Trennkost:

- als Vorspeise einen großen Salat oder Rohkost (basisch);
- zur Hauptspeise viel Gemüse mit Kartoffelbeilage (basisch),
- oder aber viel Gemüse mit Eiweiß, wahlweise Fleisch, Fisch, Käse oder Sojaprodukte (nicht paniert; alles sauer, also: Überschreiten Sie die 20 Prozent nicht!) und
- auf keinen Fall einen Nachtisch!

Und noch ein paar Tipps zum Abschluss ...

Wenn Sie Durchfall bekommen und dieser anhält, machen Sie bitte einen Fruktoseintoleranz-Test. Testen Sie in jedem Fall, ob Sie auf alle Obstsorten reagieren. Ist dem so, dann verzehren Sie morgens andere basische rohe Lebensmittel (Salate, Wild- und Gartenkräuter, grünes Blattgemüse, Gurke, Paprika, einen grünen Smoothie – alles roh und ohne Salatsauce). Sie können auch folgendes Rezept ausprobieren: 4 Esslöffel gemahlenen Buchweizen, das Braunhirsemehl, eventuell Hanfsamen, *Min Activ* vermengen, 1 Banane zerdrücken und dazugeben. Das Ganze mit Wasser oder kaltem basischem Tee auffüllen, sodass ein Brei entsteht. Diese köstliche b a s i s c h e Mahlzeit kann auch abends als Alternative zu Brot gegessen werden kann. Nach einiger Zeit werden Sie Obst wieder vertragen können. Eine Darmsanierung ist ebenfalls hilfreich (siehe Andreas Campobasso: *Stopp! Die Umkehr des Alterungsprozesses*; zu beziehen über die Arthrose-Selbsthilfe).

Wenn die Schmerzen trotz GAT anhalten oder sich gar verschlimmern, fragen Sie sich: „Trinke ich genug Wasser?“ (siehe Seite 51); „Esse ich tatsächlich zu 80 Prozent Lebensmittel, die basisch verstoffwechselt werden?“ (siehe Tabelle Seite 216 f.). Und beachten Sie dabei, dass verschiedene Gemüse (z.B. Rosenkohl, Spargel und Rote Bete) sowie Hülsenfrüchte sauer verstoffwechselt werden. Außerdem können Sie Brot von Ihrem Speiseplan streichen. Oder stellen Sie Ihren Ernährungsplan probeweise auf glutenfreie, basische Lebensmittel um. Im Internet finden Sie dazu Tabellen unter *www.was-ist-zoeliakie.de/glutenfreie-lebensmittel*.

Fallen Ihnen vermehrt die Haare aus, dann ist Ihr Körper mit Mineralien (Silizium) unterversorgt (in Braunhirse, Silicea und Kieselerde enthalten oder durch Schüßler-Salze zu substituieren). Machen Sie außerdem eine Haaranalyse.

Und: Lassen Sie bei Arthrose in den Hüft- und Kniegelenken usw. auf jeden Fall Ihre Beinlängen prüfen (siehe Seite 56 f.). Sind die Lendenwirbel blockiert, ist die Schulter und Hüfte gerade? Wer an Gelenkbeschwerden leidet, sollte sicherheitshalber auch seine Zähne und den Kiefer überprüfen lassen. Bei chronischen Zahn- und Kieferentzündungen kann die Entzündung fortschreiten und den Abbau von Knochen oder von Knorpelgewebe im Gelenk begünstigen. Der Kiefer bzw. der Biss muss stimmen, denn sonst hat das Auswirkungen auf die Statik des gesamten Körpers. Fragen Sie nicht Ihren Arzt, was er für Sie tun kann. Fragen Sie lieber Ihren Körper, was Sie für ihn tun können.

Lassen Sie bei Ihrem nächsten Check-Up beim Arzt auch einmal Vitamin D, B_{12}, Magnesium und den Hämatokritwert (Er sollte unter 40 Volumenprozent liegen!) bestimmen (siehe Seite 107). **Und achten Sie vor allem darauf, dass Sie gerade sind und bleiben** (siehe Seite 56 ff.). Suchen Sie sich hier zur Unterstützung eine physiotherapeutische Praxis, die eine der folgenden Therapien anbietet: Dorn-Therapie, Faszien-Training, Schmerz-Therapie und Bewegungslehre nach Liebscher & Bracht, Osteopathie oder manuelle Therapie. Probieren Sie aus, welche Maßnahmen Ihrem Körper am besten dabei helfen, wieder in Einklang zu kommen.

Machen Sie Ihre täglichen Übungen zu Hause, hier sind auch Hometrainer (Fahrrad, Laufband usw.) hilfreich, denn nur durch Bewegung wird alles durchblutet und der Knorpel in jedem Gelenk ausreichend mit Nährstoffen versorgt. (siehe „Die Arthrose-Lüge" von Liebscher & Bracht (*www.arthroseselbsthilfe.de*)

Ein Ernährungs-Tagesplan in Kürze (siehe auch Seite 42 ff.)

Nach dem Aufstehen:

1 Glas warmes Wasser (um den Verlust der Nacht wieder aufzufüllen)
2 bis 3 Tassen basischer Tee (immer abwechseln)

Zum Frühstück:

(30 Minuten nach dem Tee)
diverses reifes Obst, später einen frisch zubereiteten grünen Smoothie oder noch einmal Obst oder rohes Gemüse mit basischen Nüssen

Zum Mittagessen:

Vorspeise: frischer großer Rohkost-Salat (grüne Blätter, Gewürze, rohes Gemüse) oder einen Smoothie, dann 3 Teelöffel Braunhirsemehl
Hauptspeise: 60 Minuten nach dem Salat (so lange benötigt ungefähr die Verdauung) eventuell eine Suppe oder zart gedünstetes Gemüse mit Kartoffeln, eventuell mit Beilage aus Buchweizen (basisch) oder Hirse (neutral)
Nachtisch: Bananen, wenn gewünscht

Dazwischen:

Müsli oder Banane mit Braunhirsemehl oder Mandeln bzw. Nüssen

Zum Abendessen:

3 Teelöffel Braunhirsemehl, dann Vollkornbrot mit vegetarischen Aufstrichen oder wieder etwas Warmes oder einfach nur gekeimter Buchweizen. Hierfür 3 bis 4 Esslöffel Buchweizen in ein Keimglas geben und morgens und abends mit kaltem Wasser gut durchspülen. Ab dem 3. Tag beginnt er zu keimen und kann dann schon bald geerntet und genossen werden.

Trinken Sie nicht zum Essen!

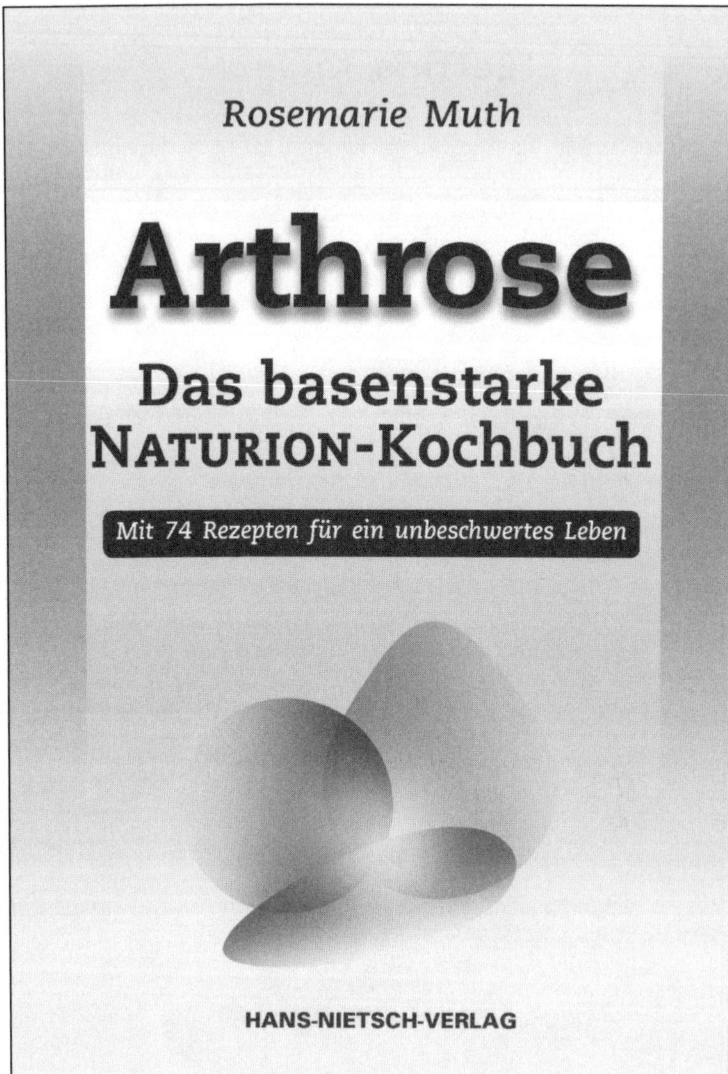
Rosemarie Muth
Arthrose
Das basenstarke
NATURION-Kochbuch
Mit 74 Rezepten für ein unbeschwertes Leben
HANS-NIETSCH-VERLAG